藏書

珍藏版

# 中醫四大名著

于立文 主编

陆

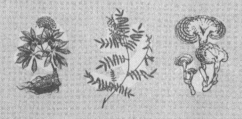

辽海出版社

# 目　录

## 第十四章　水气病脉证并治

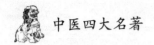

# 第十六章　惊悸吐衄下血胸满
## 瘀血病脉证治

# 第十七章　呕吐哕下利病脉证治

# 第十八章　疮痈肠痈浸淫病脉证并治

## 第十九章 跌蹶手指臂肿转筋阴

## 狐疝蛕虫病脉证治

## 第二十章 妇人妊娠病脉证并治

## 第二十一章　妇人产后病脉证治

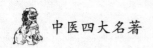
# 第二十二章　妇人杂病脉证并治

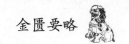

## 三、溢饮（大青龙汤证、小青龙汤证）

病溢饮者，当发其汗，大青龙汤主之；小青龙汤亦主之。

**【译文】**

患溢饮的，应当发汗，用大青龙汤主治；小青龙汤也可主治。

**【解读】**

（1）溢饮的病因病理：患者肺气闭郁，又感外邪，或口渴而暴饮，正如《素问·脉要精微论》所云："溢饮者，渴暴多饮，而易（宜作'溢'解）入肌皮肠胃之外也"。脾虽能为胃行其津液，上归于肺，但肺气不宣，不能通调水道下输膀胱，以致肌表水湿或饮入之水泛溢四肢，留滞肌表。则成为本条表实无汗之溢饮。

（2）溢饮主症及与风水的关系：结合临床，溢饮患者除"身体疼重"、"无汗"而外，亦可出现第12条所云"夫病人饮水者，必暴喘满。凡食少饮多，水停心下，甚者则悸，微者短气"诸症，甚至发展到面目四肢浮肿，以及兼见外感风寒表证，这是水饮外溢，不得汗出之故。溢饮与风水虽同有水饮侵溢肌表腠理的病机，但其轻重程度有别：溢饮是饮邪流于局部，归于四肢，可以发展为风水；风水是水液泛溢全身，包括头面、肢体等，必见水肿。

（3）溢饮的不同治法：溢饮的治疗，应当发汗解表，因势利导，使外溢四肢肌表的水饮，随汗外泄。但同一溢饮，有外感风邪、内有郁热和外感风寒、内停寒饮之不同，故必须同病异治。

大青龙汤之脉证，以"不汗出而烦躁"为辨证要点，属于外感风寒，内有郁热，水湿阻滞肌表，风、水、热三者郁结肺气，卫气不能鼓荡外溢水饮所致，故当从肺以发汗散水、清热，着力在表中之表的皮毛，使风邪、水饮及郁热均随汗而解，而以表寒偏重者用之最当。

小青龙汤证，为内停寒饮、外感风寒的实证，治当涤饮发汗，温肺行水，着力在表中之里的肌肉。若脾肾阳虚的痰饮咳喘则非本方所宜。

该证的主要脉症：大青龙汤：溢饮，恶寒发热，身体疼重，肌肤浮肿，不汗出而烦躁，舌红苔白润或兼黄，脉浮紧。

小青龙汤：恶寒重发热轻，无汗，身痛，身重，咳嗽，胸闷，喘息，痰多稀白量多，背冷，苔薄白或水滑，脉浮或弦紧。或渴，或利，或噎，或小便不利，少腹满，或脉弦细或细滑。

病机：大青龙汤：风寒外束，内有郁热，饮溢四肢。

小青龙汤：寒饮内停，外感风寒。

治法：大青龙汤：发汗解表，散水清热。

小青龙汤：解表散寒，温肺化饮。

主方：

（1）大青龙汤方

麻黄六两（去节）、桂枝二两（去皮）、甘草二两（炙）、杏仁四十个（去皮尖）、生姜三两、大枣十二枚、石膏如鸡子大（碎）。

上七味，以水九升，先煮麻黄，减二升，去上沫，内诸药，煮取三升，去渣，温服一升，取微似汗。汗多者，温粉粉之。

（2）小青龙汤方

麻黄三两（去节）、芍药三两、五味子半升、干姜三两、甘草三两（炙）、细辛三两、桂枝三两（去皮）、半夏半升（汤洗）。

上八味，以水一斗，先煮麻黄，减二升，去上沫，内诸药，煮取三升，去渣，温服一升。

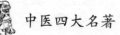

主方分析：

（1）大青龙汤方中重用麻黄六两，配以桂枝、杏仁、生姜发汗解表，宣肺散饮；石膏清泄郁热，炙甘草、大枣和中实脾，以资汗源。因内有郁热，故桂枝只有二两，以免助阳增热。本证虽"当发其汗"，但只可"取微似汗，汗出多者，温粉粉之"，否则汗出多伤阳，不利于祛饮。

（2）小青龙汤方中取麻黄三两配桂枝发汗解表，宣肺散饮；细辛、干姜、半夏温化寒饮，降逆止咳；为防麻黄、细辛、干姜等辛温发散太过，耗伤肺气，配伍了酸收的芍药、五味子；炙甘草协芍药能酸甘化阴，避免方中辛温之品温燥伤津。

注意事项：

（1）服用大青龙汤后，若护理妥当，可使微汗而托湿邪，否则可使大汗出，可用黄芪粉或牡蛎粉或粳米粉擦拭肌肤以补救之。若汗后伤阳耗阴，则当以方药治之。若一服中病向愈者，不必再服。

（2）服用大青龙不当引起阳虚变证，若以肾阳虚为主之水泛者，治宜真武汤；若以肾阳虚而又寒盛者，宜四逆汤；若以心阳虚烦躁为主者，宜桂枝甘草汤。

（3）小青龙汤忌用于阴虚干咳无痰或溢饮挟热证；

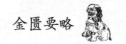

大青龙汤忌用于溢饮无郁热证。

## 四、支饮

（一）膈间支饮（木防己汤证、木防己去石膏加茯
苓芒硝汤证）

膈间支饮，其人喘满，心下痞坚，面色黧黑，其脉
沉紧，得之数十日，医吐下之不愈，木防己汤主之。虚
者即愈，实者三日复发，后与不愈者，宜木防己汤去石
膏加茯苓芒硝汤主之。

【译文】

膈间有支饮，病人气喘胀满，心下板硬痞坚，面色
黑而晦黄，脉象沉紧，得病已经数十天，经过医生用
吐、下的方法而不愈，用木防己汤主治。心下虚软，就
即时而愈；心下痞坚结实的，过了三天后膈间支饮复
发，如再给木防己汤而不愈的，应用木防己汤去石膏加
茯苓芒硝汤主治。

【解读】

本条宜分两段分析。"膈间支饮……木防己汤主之"
为第一段，论述支饮正虚邪盛的证治。病乃"膈间支
饮"，则肺气受阻，心阳不布，故"其人喘满"，此乃

支饮"咳逆倚息、短气不得卧"的互辞。水饮内结、脾不散津而有郁热，故见"心下"（包括膈膜及胃上脘）痞坚板硬感；"面色黧黑"者，因膈间阴凝水饮上浮，营卫运行不利，阴乘阳位，饮邪与郁热上蒸于面，呈黑而晦黄之色。"黧（lí，黎）黑"：唐·慧琳《一切经音义》卷十三引《韵诠》云："黧，色黑而黄也"。黧黑，谓面色黑而晦黄。"其脉沉紧"，未言浮紧，非属外寒，沉主水，紧为寒，说明水饮留伏内结于里。以上诸证，"得之数十日"，说明病程较长，正气易虚。由于饮留膈间，更非食积里实，其病位不以肠胃为主，若误用呕吐或攻下，则支饮不去，津气两伤，故曰"医吐下之不愈"。上述病情，说明其病机乃气虚、饮热互结的膈间支饮重证。故其治法，应补虚清热、通阳利水，使支饮从小便而解。

"虚者即愈……宜木防己汤去石膏加茯苓芒硝汤主之"为第二段，论支饮邪实重于正虚的治法。"虚者即愈，实者三日复发"，原文"虚者……实者"是指"心下痞坚"这一症状变虚软或结实而言。若膈间支饮"心下痞坚"变虚软，说明患者服木防己汤后，里无结聚，饮热互结渐散；若"心下痞坚"未转虚软，结实仍在，说明饮邪凝结，里实有物，患者服用木防己汤后，阳气暂行而饮邪重聚，故曰："实者三日复发"。若"复与"木防己汤而"不愈"者，说明经过"试探"观察，患者木防己汤证的病情发生了变化，故当随证加减。因病机重在饮热交结的实证而仍兼气虚，故治当通阳利水、软坚补虚，用木防己汤去石膏加茯苓芒硝汤主治。

该证的主要脉症：

（1）木防己汤：寒饮化热，喘满，心下痞坚，面色黧黑，气短乏力，咳泡沫痰，或痰少而稠，鼻干口渴，颈脉怒张，关节红肿热痛，小便不利或面目肢体浮肿，咳逆倚息，短气不得卧。唇舌青紫或舌质红，苔黄腻，脉沉紧。

（2）木防己去石膏加茯苓芒硝汤：痰饮喘满，心下痞坚，短气咳逆，大便燥结，小便不利，遍身水肿，舌质淡红或红，苔薄而润，脉沉滑。

病机：

（1）木防己汤证：气虚，饮热互结的膈间支饮重证。

（2）木防己去石膏加茯苓芒硝汤：饮热交结之实证，仍有气虚。

治法：

（1）木防己汤：补虚清热，通阳利水。

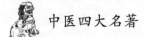

（2）木防己去石膏加茯苓芒硝汤：通阳利水，软坚补虚。

主方：

（1）木防己汤方

木防己三两、石膏十二枚（鸡子大）、桂枝二两、人参四两。

上四味，以水六升，煮取二升，分温再服。

（2）木防己去石膏加茯苓芒硝汤方

木防己二两、桂枝二两、人参四两、芒硝三合、茯苓四两。

上五味，以水六升，煮取二升，去渣，内芒硝，再微煎，分温再服，微利则愈。

主方分析：

（1）木防己汤：方中木防己擅行膈间水饮，桂枝通阳化气，二药合之以消除饮邪；石膏辛凉清泄，能清解郁热，人参益气补虚。诸药共用，饮去热除，气机畅行。

（2）木防己去石膏加茯苓芒硝汤：于原方去石膏之辛凉重坠（虽能降逆定喘，但不长于散结，故去之），加茯苓利水导饮下行，芒硝寒咸软坚破结。其中木防己、茯苓利水消饮从小便而去，芒硝破结逐饮随大便而

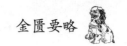

出，使复聚之饮邪，前后分消。

两方均用木防己为主药者，盖木防己能疏通全身体液的郁滞，善通全身十二经和膈膜间水饮。

木防己汤去石膏，注家认为是防其寒凉凝滞，与饮邪深结不利。加芒硝，意在攻除有形且痼结的饮邪，与己椒苈黄丸证"渴者，加芒硝"同理，实则为《脏腑经络先后病脉证》篇第17条"诸病在脏，欲攻之，当随其所得而攻之"的具体应用。

注意事项：

（1）石膏"十二枚"：结合小青龙加石膏汤用量，一般以"石膏用鸡子黄大，碎为约十二枚"来理解，强调使用石膏当打碎入药。

（2）肠间寒饮者忌用。

（二）支饮冒眩（泽泻汤证）

心下有支饮，其人苦冒眩，泽泻汤主之。

【译文】

心下有支饮，病人苦于昏冒目眩，用泽泻汤主治。

【解读】

此处"心下"，泛指胸膈胃脘。饮停心下，妨碍气机升降，致清阳不能上达头目，故其人"苦冒眩"。"冒是昏冒而神不清，如有物冒蔽之也。眩者，目眩转而乍见玄黑也。"一个"苦"字，突出了本证"冒眩"之重。此属心下饮盛上泛，蒙蔽清阳的支饮轻证，法当利水祛饮，健脾制水，用泽泻汤。

该证的主要脉症：泽泻汤主治"苦冒眩"，当以头昏目眩，双目欲闭，头不敢转侧，视物或转侧则昏晕加重，时时泛恶欲呕，甚者呕吐，头目沉重，精神不爽，舌体胖大或边有齿印，苔白滑或白腻，脉弦或滑或濡为特点。

病机：脾虚水泛，蒙蔽清阳。

治法：利水祛饮，健脾制水。

主方：泽泻汤方

泽泻五两、白术二两。

上二味，以水二升，煮取一升，分温再服。

本方重用泽泻（原方五两，如按一两折合今15.625克计，为78克）利水除饮以下走，白术健脾燥湿，筑堤防以制其水饮上泛，一补一泄，脾运恢复，阳气畅达，则阴浊水饮下降，清阳上升，苦冒眩自愈。此为上病下取，单刀直入之法，药后阳气通畅，可汗出而解。

注意事项：

单纯气血不足而不兼水饮之冒眩证者，慎用。

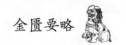

（三）支饮胸满（厚朴大黄汤证）

支饮胸满者，厚朴大黄汤主之。

**【译文】**

支饮病胸部胀满的，用厚朴大黄汤主治。

**【解读】**

支饮饮聚胸膈，郁阻气机，常见胸满。若饮邪夹热交结胸中，壅遏肺气，并累及其合——肠腑，致腑气不通，则可伴腹满，大便不通。此为支饮兼腑实，治宜涤饮荡热，行气开郁，用厚朴大黄汤。

该证的主要脉症：本方症除腹满外，尚应见咳喘，咳吐痰涎，胸部满闷，大便秘结，舌质红，苔黄腻，脉弦滑有力等表现。

病机：饮热蕴肺，壅滞肠腑。

治法：涤饮荡热，行气开郁。

主方：厚朴大黄汤方

厚朴一尺、大黄六两、枳实四枚。

上三味，以水五升，煮取二升，分温再服。

方中厚朴消饮下气除满，辅以气厚力宏、上至咽喉、下达直肠的大黄荡热通腑，佐枳实破结逐饮。则饮热互结的支饮胸满证，可用上病下取法治愈。本方厚朴、大黄为主药，故以之名方。厚朴一尺系汉制，合今

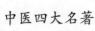

制23.1厘米，约30克。

注意事项：

本方之大黄不仅荡热通腑，更有涤饮之功，不必后下，当与其他药物同时煎煮。

（四）支饮呕吐（小半夏汤证）

呕家本渴，渴者为欲解，今反不渴，心下有支饮故也，小半夏汤主之。《千金》云小半夏加茯苓汤。

【译文】

经常呕吐的人，本来应该口渴，口渴是疾病将要解除之候，现在反而不渴，是心下有支饮的缘故，用小半夏汤主治。

【解读】

饮病呕吐，若饮随呕去，阳气渐复，应见口渴，此为饮去病解之征；如果呕后不渴，这是心下停聚的水饮未能尽除的缘故。舌为心之苗窍，舌为支饮所浸淫，则舌不干燥而不渴。故以小半夏汤蠲饮降逆、和胃止呕治之。

该证的主要脉症：频吐清水涎沫而不渴为特征，并可兼见头眩，眉棱骨疼痛，口淡，不思食，舌质淡，苔白滑，脉缓滑或弦滑。

病机：心下（膈间及胃）支饮滞留。

治法：蠲饮降逆，和胃止呕。

主方：小半夏汤方

半夏一升、生姜半斤。

上二味，以水七升，煮取一升半，分温再服。

方中半夏、生姜既能蠲饮散结，开宣上中二焦阳气，又能降逆止呕，安和胃气。原方"用水七升，煮取一升半"，意在久煎浓取，以减轻生半夏的毒性。

注意事项：

（1）半夏一升约80克，生姜半斤为125克（汉代一斤为250克）。

（2）本方偏温燥，故热证呕吐慎用。

（五）支饮病案举例

1. 小青龙汤证

咳逆倚息不得卧，小青龙汤主之。方见上。

【译文】

病人咳嗽气逆，倚床呼吸，不能平卧，用小青龙汤主治。

【解读】

咳逆倚息不得卧为支饮的主症，由胸膈素有停饮，复感风寒，内外合邪，郁阻肺气所致。故用小青龙汤辛散风寒，温化里饮。

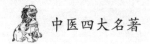

## 2. 桂苓五味甘草汤证

青龙汤下已，多唾口燥，寸脉沉，尺脉微，手足厥逆，气从小腹上冲胸咽，手足痹，其面翕热如醉状，因复下流阴股，小便难，时复冒者，与茯苓桂枝五味甘草汤治其气冲。

**【译文】**

病人服用小青龙汤之后，吐出很多痰唾，口干燥，寸部脉沉，尺部脉微，手足厥冷，感觉有气从小腹上冲到胸部和咽部，手足麻痹，面部时而微微发热，像酒醉的样子，接着冲气又向下流到两大腿内侧，小便困难，有时又见头目昏冒的，与茯苓桂枝五味甘草汤，治疗病人的冲气。

**【解读】**

小青龙汤可主治支饮体实兼外寒的咳喘证，若体虚支饮者用之，因发散太过，更伤阳气，则饮邪难消，津不上承，故多唾口燥；上焦阳虚饮停，则寸脉沉。下焦肾阳不足，失于温煦，故尺脉微，手足厥逆；体虚过汗，气血亦伤，手足筋脉肌肉失于濡养，则麻木不仁。肾阳素虚，复用辛散，以致肾气不得固守下焦，冲气遂挟虚阳上逆，故自觉气从小腹上冲胸咽，伴面翕热如醉状；冲气旋又下降，于是大腿内侧便有热感；肾阳虚不能化气行水，乃小便难；饮邪阻遏清阳上达，所以时觉头昏冒。上述脉证，为阳虚饮停，兼冲气上逆。当此之时，宜急予治标为主，兼顾其本。故用桂苓五味甘草汤敛气平冲，通阳蠲饮。

该证的主要脉症：咳吐清稀白痰，多唾口燥，手足厥冷，麻木不仁，气从小腹上冲胸咽，面翕热如醉状，小便难，时觉头昏冒。苔白滑，舌质淡。寸脉沉，尺脉微弱。

病机：心肾阳虚，水饮随冲气而上下妄动。

治法：敛气平冲，通阳蠲饮，降逆缓急。

主方：桂苓五味甘草汤方

茯苓四两、桂枝四两（去皮）、甘草三两（炙）、五味子半升。

上四味，以水八升，煮取三升，去渣，分温三服。

方中桂枝辛温通阳，平冲降逆，茯苓淡渗利水，导饮下行；炙甘草甘温益气，合桂枝则辛甘化阳以平冲气，协茯苓可补土制水；五味子酸温，收敛浮阳以归元。诸药合用，使阳气得助，水饮下走，冲气得平。

注意事项：

（1）本草载：白术有动气者忌服，动气即冲气也。痰饮之有冲气自小腹上逆者，忌用白术。

（2）小青龙汤之变证不仅有本方一种证型，有气阴两虚之人服用小青龙汤后大汗出、胸闷哮喘加重，有亡阳之兆，急投大剂真武汤温阳救逆可愈。

（3）阴盛于下，格阳于上的"戴阳证"，非本方所宜。

3. 苓甘五味姜辛汤证

冲气即低，而反更咳、胸满者，用桂苓五味甘草汤去桂加干姜、细辛，以治其咳满。

**【译文】**

冲气已平，但反而更加咳嗽、胸满的，用桂苓五味甘草汤去桂枝，加干姜、细辛（苓甘五味姜辛汤），来治疗其咳嗽和胸满。

**【解读】**

服桂苓五味甘草汤后，冲气下行而不上逆，但咳嗽胸满加剧，是停聚于胸膈的寒饮复动，阻遏胸阳，肺气上逆，故当温肺散寒，蠲饮止咳，用苓甘五味姜辛汤。

该证的主要脉症：肺寒支饮，胸满咳嗽，遇冷加重，咳吐清稀痰，舌苔白滑，舌质淡，脉沉弦。

病机：支饮复动，肺气上逆。

治法：温肺蠲饮，散寒泄满。

主方：苓甘五味姜辛汤方

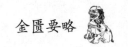

茯苓四两，甘草、干姜、细辛各三两，五味子半升。

上五味，以水八升，煮取三升，去渣，温服半升，日三服。

因本证由桂苓五味甘草汤证变化而来，所以在该方基础上作相应调整，冲气已平，遂去平冲降逆的桂枝；寒饮在肺，故加温肺散寒化饮止咳的干姜、细辛，干姜守而不走，既能温中阳，又能除肺寒化痰，《神农本草经》用治胸满；细辛之辛温走而不守，既能散沉寒，又能祛伏匿之寒饮，《神农本草经》用治咳逆。加干姜、细辛之目的，是专门针对咳嗽、胸满症而设，此即所谓"药随证转"也。仍用茯苓利水消饮，合甘草以培土制水；五味子酸收以敛肺止咳。如此配伍，使寒饮得蠲，胸阳舒展，肺气肃降，则咳、满自除。

本方姜辛味同用，开合相济以镇咳泄满，正是仲景配伍独到之处，亦为后世治寒饮咳喘之所本。

本方的配伍颇具特色，化饮而无麻黄、桂枝的辛散，祛邪却无伤正之弊，较小青龙汤缓和得宜，是治疗体虚支饮的基础方。

注意事项：

（1）方中五味子半升，约 45 克；若以一两合今

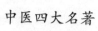

15. 625 克计，干姜与细辛当各为 47 克，则三药之量相差不大。故姜、辛与五味子配伍，若量大则耗损肺气，反之若五味子过重，又留恋邪气。临证当据寒饮的多少，考虑三药的比例。

（2）热饮郁肺气逆者，忌用。

4. 桂苓五味甘草去桂加干姜细辛半夏汤证

咳满即止，而更复渴，冲气复发者，以细辛、干姜为热药也。服之当遂渴，而渴反止者，为支饮也。支饮者法当冒，冒者必呕，呕者复内半夏以去其水。

【译文】

咳嗽与胸满已止，却更复渴和冲气复发的，这是因为细辛、干姜属热性药物，服了应当口渴。如果反而不渴的，是有支饮的缘故；患支饮病的理应头目昏晕，昏晕的人必定呕吐，呕吐的再加半夏以去水饮。

【解读】

服苓甘五味姜辛汤后，咳满消除，为肺中寒饮渐化之征。若又见口渴及冲气复发，是因干姜、细辛温热太过，化燥伤津，辛散耗伤阳气，以致引发冲气上逆，此时宜再用桂苓五味甘草汤敛气平冲。若口不渴，表明支饮尚未治愈，因为苓甘五味姜辛汤是温肺化饮之剂，服后饮化阳复，按理应当口渴。由于饮邪仍在，浊阴上逆，还会出现昏冒、呕吐，这是胸膈水饮未尽，又扰及胃，故于苓甘五味姜辛汤中加半夏化饮降逆，和胃止呕。

该证的主要脉症：肺寒支饮，咳嗽痰多，清稀色白，口淡不渴，头晕目眩，胸满呕逆，或面目浮肿；无伤寒表证。舌苔白腻或白滑，舌质淡，脉沉弦滑。

病机：阳虚寒饮，浊阴上逆。

治法：温阳散寒，降浊化饮，和胃止呕。

主方：桂苓五味甘草去桂加干姜细辛半夏汤方

茯苓四两，甘草、细辛、干姜各二两，五味子、半夏各半升。

上六味，以水八升，煮取三升，去渣，温服半升，日三服。

本方专为寒饮上逆而设。病家无冲气上逆，故不用桂枝。因其仍有水饮内停，故在苓甘五味姜辛汤温散寒饮基础上，再加一味半夏化饮降逆，和胃止呕，但病家已服过苓甘五味姜辛汤，故姜辛热药减量。

注意事项：

（1）本方在苓甘五味姜辛汤的基础上，减少了干姜、细辛、甘草的用量，目的有二：一是防干姜、细辛温燥伤正，引发冲气；二是避免甘草甘缓滞中，于呕吐不利。本方祛饮之力不亚于苓甘五味姜辛汤，因为方中加了一味半夏化饮降逆。

（2）本方宜温服，有助阳化饮之功。热饮者忌用。

5. 苓甘五味加姜辛半夏杏仁汤证

水去呕止，其人形肿者，加杏仁主之。其证应内麻黄，以其人遂痹，故不内之。若逆而内之者，必厥，所以然者，以其人血虚，麻黄发其阳故也。

**【译文】**

服用苓甘五味姜辛半夏汤后，水饮消除，呕吐停止，但病人身体浮肿的，应用前方加杏仁主治；这个证候本来应该加入麻黄，但因为病人手足感到麻痹，故不宜加入；如果违反了禁忌而用麻黄，病人就会手足发凉，这是因为病人血虚，麻黄又能发汗使病人亡阳的缘故。

**【解读】**

服苓甘五味姜辛半夏汤后，胃中寒饮得化，呕即停止。但支饮未愈，胸膈水饮未除，若影响肺气宣降，通调失职，饮泛肌肤，就会身形浮肿。这时可于前方中加杏仁，宣降肺气，俾水道通调，形肿自消。肺卫郁滞，饮泛肌表，多首选麻黄发汗宣肺以散饮消肿，但患者已有气血虚手足痹的现象，故不能用麻黄。若不顾体虚而用之，定会引起厥逆之变，因为本血虚气少，又用麻黄发散开泄，必耗阳伤阴。

该证的主要脉症：肺寒支饮，痰多清稀极易咳出，胸闷呕逆，心悸头眩，头面虚浮形肿，体质虚弱。舌苔白腻或白滑，脉沉弦滑，尺部无力或浮数乏力。

病机：阳虚寒饮，肺卫气滞。

治法：温阳散寒，宣降肺气。

主方：苓甘五味加姜辛半夏杏仁汤方

茯苓四两、甘草三两、五味子半升、干姜三两、细辛三两、半夏半升、杏仁半升（去皮尖）。

上七味，以水一斗，煮取三升，去渣，温服半升，日三服。

本方乃由苓甘五味姜辛半夏汤"加杏仁主之"以辛开苦泄，宣导肺气。肺为水之上源，肺气通利，气降水行，寒饮得散而形肿自消。

注意事项：

本方在苓甘五味姜辛半夏汤的基础上，除加了一味杏仁以宣肺利气外，又将干姜、细辛的用量增至三两，意在加强本方温化寒饮之力。从上方的减量与本方的加量，可见仲景用药加减灵活，不仅针对药味，而且包括药量。

6. 苓甘五味加姜辛半杏大黄汤证

若面热如醉，此为胃热上冲熏其面，加大黄以利之。

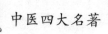

**【译文】**

面部热得像醉酒的样子，是胃热上冲熏蒸颜面的缘故，应该加大黄泄其胃热。

**【解读】**

"若"字是承上文而言，意即咳嗽、胸满、冒眩、呕吐、形肿诸症未除，又见面热如醉。这是水饮未去，兼胃热上冲所致。故于温肺化饮、利气降逆的苓甘五味加姜辛半夏杏仁汤中加一味大黄，以清泄胃热。

该证的主要脉症：寒饮内停，咳嗽痰多，胸满，呕逆，心悸，头眩，面赤口干，大便干燥，小便微黄，舌苔白腻而中心微黄，脉沉滑。

病机：支饮未尽，胃热上冲。

治法：温肺化饮，清泄胃热。

主方：苓甘五味加姜辛半杏大黄汤方

茯苓四两、甘草三两、五味子半升、干姜三两、细辛三两、半夏半升、杏仁半升、大黄三两。

上八味，以水一斗，煮取三升，去渣，温服半升，日三服。

注意事项：

阴虚肺热，而胃有寒饮者，不宜本方。

# 第十三章
## 消渴小便不利淋病脉证并治

第十三章

营销十一：区别对待你的大客户

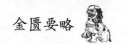

# 第一节  消渴

## 一、厥阴病消渴症

厥除之焉病，消渴，热上胸心，心中疼热，饥而不欲食，食即吐蚘，下之利不止。

**【译文】**

厥阴病的症状，主要是口渴，饮水无度，热气冲上心胸，心中疼痛、灼热，饥饿了又不想吃东西，若勉强进食，就会立即呕吐出来（甚至吐出蛔虫）。如果使用下法治疗，常可导致腹泻不止。

**【解读】**

厥阴肝经为风木之脏，内寄相火，木能疏土，参与消化。病人厥阴大多表现为两种类型，一是厥和热相互胜复，一为寒热错杂。从本条证候看，是属于寒热错杂中的上热下寒证，故曰厥阴病。肝热燔炽，津液被耗，肝胃阴伤，所以消渴；足厥阴肝经抵小腹挟胃，故肝气上逆，则气上冲心；厥阴经脉挟胃贯膈，肝经气火循经上扰，则心中疼热；肝木乘脾，脾虚不能运化，胃寒不能消化饮食，则饥而不欲食；如果肠中素有蛔虫，脾虚肠寒则蛔不安而上，若强以进食，则肝胃气逆而呕吐，蛔虫可随食气而吐出，故云食即吐蛔；若误用下法重伤脾胃，则上热未去，而必致中气更伤，下寒更甚，故发生下利不止。

## 二、病机与主症

寸口脉浮而迟，浮即为虚，迟即为劳；虚则气不足，劳则营气竭。趺阳脉浮而数，浮即为气，数即消谷而大坚（一作紧）；气盛则溲数，溲数即紧，紧数相搏，即为消渴。

【译文】

寸口脉见浮而迟，浮脉属虚，迟脉属劳；虚是卫气不足的表现，劳是营气衰竭的象征。

趺阳脉见浮而数，脉浮是胃气盛，脉数为胃有热，胃热气盛，则易消谷而大便坚硬。气盛又会导致小便频数，小便频数则加剧大便坚硬，便坚与溲数如此相互影响，就会形成消渴病。

【解读】

消渴病由积渐而成。寸口脉候心肺，心主血属营，肺主气属卫，今之脉象浮迟并见，故其浮并非外邪在表，浮为阳虚气浮，卫气不足之象；其迟亦非里寒，是劳伤阴血所致，故迟为血脉不充，营血虚少之征，所以原文说"浮即为虚，迟即为劳"。今浮迟并见，是为营卫气血俱不足，卫虚气浮不敛，营气不足，燥热内生，心移热于肺，于是形成上消证。

趺阳脉主候胃气。趺阳脉浮而数，浮为胃中阳气有余，气盛而外达则脉浮，故"浮即为气"；数脉主热，为胃热亢盛，即《灵枢·师传篇》所说"胃中热，则消谷"，谷消则饥，水消则渴，胃热气盛，则消谷善饥，渴欲饮水；气有余便是火，水为火迫而偏渗膀胱，故小便频数而量多，热盛津伤，加之津液偏渗，肠道失濡，故大便坚硬难解。胃热便坚，气盛溲数，二者相互影响，故形成消渴，此即后世所说的中消证。

本条重点论述了中消的机制，未提出治法和方药，后世有认为以调胃承气汤为主方，唐宗海认为上消证，心火亢盛，移热于肺，为膈消者，用竹叶石膏汤去半夏加瓜蒌

27

根之类，或不去半夏。喻嘉言最得其秘，心火不足，移寒于肺为肺消者，用炙甘草汤，或柴胡桂姜汤加人参、五味子、麦冬之类。程钟龄提出，治中消者，宜清其胃，兼滋其肾。诸家所言，对治疗本病确有指导意义。

跌阳脉数，胃中有热，即消谷引食，大便必紧，小便即数。

**【译文】**

跌阳部位脉见数，表示胃有邪热，所以大量消耗水谷而不断进食，同时必然引起大便坚硬，小便频数。

**【解读】**

跌阳脉候胃气，数则为热，胃中有热故消谷善饥，渴欲饮水。胃热盛者津伤，津液不润肠道而偏渗膀胱，故大便坚。饮水虽多，脾失转输，肾失制约，水液直趋于下，故小便频数。由此使阴液愈耗，而虚热愈盛，热愈盛而消谷引饮更甚。本条与上条皆是胃热气盛所使然，亦即后世所论之中消证。

## 三、证治

（一）肺胃热盛，津气两伤（白虎加人参汤证）

渴欲饮水，口干舌燥者，白虎加人参汤主之。方见

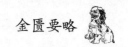

中暍中。

【译文】

病人口渴想喝水，喝水后口舌仍干燥的，用白虎加人参汤主治。

【解读】

消渴患者，必渴欲饮水，若饮水后仍有口干舌燥，是肺胃热盛，津气两伤之候。因热能伤津，亦易耗气，气虚不能化津，津亏无以上承，脏腑和口舌失于滋润，所以渴欲饮水，口干舌燥而渴。因燥渴而饮水，水入虽能暂缓其渴，但终不能除热，热邪不除，则津气不复，故渴欲饮水，水入则消，消后仍渴。本病热在肺胃，壮火食气，伤及津气，病属阳明经热，尚未入腑，类似后世所说的上消，治当益气生津，清热止渴，方用白虎加人参汤。

该证的主要脉症：大热烦渴，渴欲饮水不解，消谷善饥，小便频数量多，舌红少津，脉数乏力。

病机：肺胃热盛，津气两伤。

治法：益气生津，清热止渴。

主方：白虎加人参汤方

知母六两、石膏一斤（碎）、甘草二两、粳米六合、人参三两。

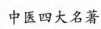

上五味，以水一斗，煮米熟汤成，去渣，温服一升，日三服。

方中石膏甘寒清热为主药；知母苦寒质润，可助石膏清阳明经热，又可滋阴润燥，味苦而不化燥伤津，为本方辅药；人参益气生津，粳米、炙甘草甘润养胃，益脾生津，使寒凉之品不伤脾胃。

注意事项：

见《痉湿喝病脉证治》篇白虎加人参汤条。

（二）肾气亏虚（肾气丸证）

男子消渴，小便反多，以饮一斗，小便一斗，肾气丸主之。方见脚气中。

【译文】

男子患了消渴病，小便特多，如饮水一斗，小便也解出一斗，用肾气丸主治。

【解读】

消渴病唯下消在肾，肾为水火之脏，内寓真阴真阳，阴虚则热，阳虚则寒，故下消证有寒热不同，所以肾阳虚症和肾阴虚或肾的阴阳两虚均可导致本病。本条所论是属于肾气虚衰而致的下消病。男子以肾气为本，多有酒色过度，易致肾气虚，所以说男子消渴。本证因肾气虚弱，命门火衰，既不能化气行水，蒸腾津液以上

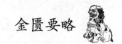

润，又不能摄水和制约偏渗之津液，故渴欲饮水，小便反多，以饮一斗，小便一斗，形成渴饮无度的下消病。由于肾之阴阳不可分离，故治疗本病，宜用肾气丸，使之阴生阳长，以恢复其蒸津化气之功。

该证的主要脉症：渴欲饮水，饮后小便清长量多，伴腰膝酸软，舌淡苔薄白，脉沉细无力尤尺脉沉弱。

病机：见《血痹虚劳病脉证并治》篇。

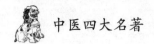

# 第二节　小便不利证治

## 一、上燥下寒水停（瓜蒌瞿麦丸证）

小便不利者，有水气，其人若渴，栝楼瞿参丸主之。

【译文】

"若渴"：徐镕本作"苦渴"，宜从。病人若因水气停留而引起小便不畅利的，其人口渴严重，用瓜蒌瞿麦丸主治。

【解读】

肾主水而司气化，肾与膀胱相表里，《素问·灵兰秘典论》云："膀胱者，州都之官，津液藏焉，气化则能出矣。"膀胱气化之源，由肾所主，肾阳不足，膀胱气化失职，故小便不利，水气内停。真阳不足，亦不能蒸化津液上承，而致上焦燥热，以渴为所苦。本证上浮之焰，非滋不息，下积之阴，非温不消，故治宜温肾化气与润燥生津并行，方用瓜蒌瞿麦丸。

该证的主要脉症：口渴剧烈，饮水不止，颇感痛苦，小便不利，少腹冷，或腰以下肿，舌淡红或红，舌体胖，边有齿痕，苔薄白少津或薄黄，脉沉缓。

病机：下焦肾阳亏虚，上焦肺燥津伤。

治法：温肾助阳，生津润燥。

主方：栝蒌瞿麦丸方

栝蒌根二两、茯苓三两、薯蓣三两、附子一枚（炮）、瞿麦一两。

上五味，末之，炼蜜丸梧子大，饮服三丸，日三服；不知，增至七八丸，以小便利，腹中温为知。

方中瓜蒌根、薯蓣生津润燥，以治其渴；瞿麦、茯苓渗泄行水，以利小便；炮附子一味，能振奋肾阳，温阳化气，使津液上蒸，水气下行，亦肾气丸之变制；以蜜为丸，蜜于方中既可缓解附子温燥之性，又可制约利水伤阴之弊，使方药配伍所主病证更加圆满。

方后注云："以小便利，腹中温为知"，说明本证当有少腹冷，或腰以下肿等阳虚水停下焦的常见证候。服上方后，病人小便通利，少腹温暖，水肿消退，则是气化复常，阳气通畅，寒去水行的象征，其病则愈。

注意事项：

（1）本方用丸剂，且方后注"不知，增至七八丸"，提示当从小量起服，一般开始6~9克，后可根据病情加至15克；因此临证时，若使用有毒方药，则当注意严格控制剂量，从小量起，避免中毒。

（2）临床运用时，当注意天花粉与制附子二者的剂量比例，若为元阳虚而肾气不化，津液不能上承，口渴明显时，天花粉应倍于制附子，以增生津润燥之力；若元阳渐复，气化趋于正常，津液逐渐上承，渴欲减时，当减少天花粉用量。

（3）附子一般用制附子或炮附子，且要注意先煎1小时以上，以不麻口为度。

（4）阴虚水停者慎用。

## 二、湿热挟瘀与脾肾亏虚（蒲灰散证、滑石白鱼散证、茯苓戎盐汤证）

小便不利，蒲灰散主之；滑石白鱼散、茯苓戎盐汤并主之。

34

**【译文】**

小便不畅利，可以斟酌病情用蒲灰散主治，或用滑石白鱼散、茯苓戎盐汤主治。

**【解读】**

小便不利是一个症状，可见于多种疾病的过程中，其引起的原因十分复杂。本条仅言主症，并列三方，意在分别不同病情而选用之。但条文叙述过简，以药测证可知，蒲灰散证应有小便不利，或短赤，或有尿血，溲时尿道有灼热刺痛，少腹拘急，舌红苔黄腻等表现；滑石白鱼散证适用于湿热瘀结膀胱血分，膀胱气化受阻所引起小便不利，尿血，小便时尿道灼热作痛，后世所称血淋者；茯苓戎盐汤则适用于中焦脾虚，下焦湿甚的小便不利，色白质浑浊之症，伴脘痞腰酸，便溏，舌淡苔薄白润或边有齿痕，脉沉弱等症，是治疗劳淋或膏淋之主方。

该证的主要脉症：蒲灰散证以小便不利，或短赤，或有尿血，溲时尿道有灼热刺痛，少腹拘急，舌红苔黄腻为主要脉症；滑石白鱼散证以小便不利，尿血，小便时尿道灼热作痛，舌红质黯，苔薄黄，脉濡数为主要脉症；茯苓戎盐汤证以小便不利，色白质浑浊，伴脘痞腰酸，便溏，舌淡苔薄白润或边有齿痕，脉沉弱为主要脉症。

病机：蒲灰散：湿热兼瘀；滑石白鱼散：湿热瘀结膀胱血分，膀胱气化受阻；茯苓戎盐汤：中焦脾虚，下焦湿甚。

治法：蒲灰散：凉血消瘀，清利湿热；滑石白鱼散：凉血消瘀，清热利湿；茯苓戎盐汤：补益脾肾，渗湿利水。

主方：

（1）蒲灰散方

蒲灰七分、滑石三分。

上二味，杵为散，饮服方寸匕，日三服。

（2）滑石白点散方

滑石二分、乱发二分（烧）、白鱼二分。

上三味，杵为散，饮服方寸匕，日三服。

（3）茯苓戎盐汤方

茯苓半斤、白术二两、戎盐弹丸大一枚。

上三味（《四部备要》本"右三味"后，有"先将茯苓、白术煎成，入戎盐再煎，分温三服"，宜从）。

主方分析：

蒲灰散，由蒲灰、滑石两味组成。蒲灰（生用）功能凉血、化瘀、消肿，滑石善于清热利湿，两药合而成方，具有化瘀利窍泄热之功。所治小便不利，是由湿热瘀结，膀胱气化不行所致。故本方适用于湿热兼瘀血的小便不利，主治热淋。对蒲灰散中之蒲灰有不同认识。《本草纲目》说是蒲席烧灰，《医学纲目》认为是蒲黄，曹颖甫认为是菖蒲灰。从《备急千金要方》载蒲黄、滑石二味组方治"小便不利、茎中疼痛、小腹急痛"来看，本方中蒲灰当以生蒲黄为是。蒲黄在临床上有生用或炒用不同，《大明本草》说"破血消肿者生用，补血止血者须炒用"，本方目的在于凉血消瘀，清利湿热，故以用生蒲黄为宜。

滑石白鱼散，由滑石、乱发、白鱼三味组成。滑石利水通淋，利窍渗湿热。白鱼即衣帛、书纸、谷物中所生长的蠹虫，《神农本草经》称其"主妇人疝瘕，小便不利"。可见本品具有化瘀行血，清热利尿之功。乱发又称血余，烧灰成性，名为血余炭，《名医别录》谓其"主五淋，大小便不通"，说明血余炭有消瘀止血，利尿通淋的作用。三药相伍，可凉血消瘀，清热利湿。

茯苓戎盐汤由茯苓、白术、戎盐三药组成。方中茯苓利水渗湿，《药品化义》说："茯苓最为利水除湿要药，书曰健脾，即水去而脾自健之谓"；白术甘温健脾，苦温除湿；"戎盐即青盐，性味咸寒，疗溺血，吐血，助水脏，益精气"（《本草纲目》）。三药相伍，体现了补益脾肾，渗湿利水之法。

注意事项：

（1）本条体现了"同病异治"的原则。

（2）后世治疗淋证的方剂比仲景此三方有所发展，如治疗热淋的八正散，治疗血淋的小蓟饮子等均疗效肯定，但观此三方乃提示后人：利尿通淋自仲景始均常用滑石、茯苓等药；且在治疗小便不利时，尤其久病者，要考虑瘀血的存在，治法上当体现活血化瘀的精神，如在治疗热淋、血淋清热凉血止血之时，勿忘佐以适量活血，以免"血止瘀留"。

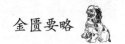

# 第三节　淋病

## 一、主症

淋之为病，小便如粟状，小腹弦急，痛引脐中。

【译文】

淋病的证候表现是：小便解出像小米样的硬物，小腹部（即肚脐以下）拘急作痛，而且上引脐中部作痛。

【解读】

淋病以小便淋沥不爽，尿道疼痛为主症，后世医家根据不同的发病机理，分为气淋、血淋、石淋、劳淋、膏淋五淋。本条所说小便如粟状，多指石淋而言。由于膀胱热盛，尿液为热所灼，结成固体物质，形如粟状，梗阻于中，以致热郁气滞，小便涩而难出，所以小腹坚硬紧急，痛引脐中。石淋尿痛较之于其他淋症为尤甚。

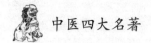
## 二、治禁

淋家不可发汗，发汗则必便血。

**【译文】**

素患淋病之人，不可以辛温之药发汗，如果发汗，就必然会导致尿血。

**【解读】**

平素患淋病久不愈者，谓之淋家。淋病的发生，多因肾虚膀胱蓄热，淋病日久不愈，导致肾阴渐亏，阴液不足，膀胱蓄热不除，素有淋病宿疾，即使有恶寒发热的外感症候，也不可轻易发汗。若妄用辛温之品发汗，必然助热伤阴，阴伤则邪热更甚，热盛伤及阴络，动其营血，迫血妄行，故可导致尿血变症。

# 第十四章
## 水气病脉证并治

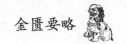

# 第一节　成因、脉证

## 一、风气相击

脉浮而洪，浮则为风，洪则为气，风气相搏，风强则为瘾疹，身体为痒，痒为泄风，久为痂癞；气强则为水，难以俯仰。风气相击，身体洪肿，汗出乃愈。恶风则虚，此为风水；不恶风者，小便通利，上焦有寒，其口多涎，此为黄汗。

【译文】

水气病人的脉象是浮而洪，浮是外感风邪，洪是水气涌盛。风邪与水气相聚合，如风邪偏盛，则可发生瘾疹，瘾疹使病人皮肤出现小丘疹并瘙痒，痒是正气排泄风邪外出的象征，所以叫泄风，瘾疹经久不愈，还可化脓结痂，有如癞疾之象。若水气偏盛者，则发为水气

病，水气病人因全身浮肿，所以俯仰困难，可以采用发
汗方法治愈它。怕风是表阳虚弱的象征，多属风水病；
不怕风的，小便通利，这是寒湿郁于上焦，其人口中涎
沫较多，此为黄汗病初起的证候表现。

**【解读】**

浮脉属阳主表，风为阳邪，风邪伤于表，卫气抗争，
其脉多浮，故曰浮则为风；洪是水湿之气与风邪相合，
水气盛于外，气分偏实的反映。脉浮而洪，是风邪与水
湿之邪相互搏结于肌表之征，故曰风气相搏，此时易产
生浮肿，故曰风气相击、身体洪肿。风邪与水湿之邪的
偏盛，其表现的病证有所不同：一为风强，即风邪偏盛，
风毒湿热入于血分，轻则发为瘾疹而身体皮肤发痒，这
是风邪外泄之征，故曰痒为泄风。如持久不愈，瘾疹逐
渐融合结痂如癞疾之象。二为气强，即水湿之气较强，
水湿之气泛溢肌表而成风水，身体肿甚，则俯仰困难。
此条说明风水的形成是水为风激，水气充斥肌表。故治
宜发汗祛风，使风水从汗而解。风水证有表虚、表实之
分，如恶风则虚，即表阳虚。若不恶风而小便通利，其
口多涎则当考虑黄汗证初期，上焦有寒湿，营卫阻滞，
津液停聚，故见口多涎沫；病未影响膀胱气化，故小便
通利。此时患者虽身浮肿，应与风水作鉴别。

## 二、脾虚不运，水热互结

跌阳脉当伏，今反紧，本自有寒，疝瘕，腹中痛，医反下之，下之即胸满短气。

【译文】

跌阳部位的脉象一般是沉伏的，而今反见紧象，这是素体有寒邪内结的缘故，所以病人常患腹痛，腹中积块或聚或散，游走无定处的证候，应当用温药治疗。如果医生反用苦寒之药攻下，病人就会发生胸中满闷和呼吸短促的变证。

【解读】

跌阳脉为足阳明胃脉，其常脉当伏，今反见紧，紧脉主寒，寒气内聚则见寒疝腹痛，或时聚时散的瘕证。此疝瘕属于阴寒内盛之病，治当用温法，若误用苦寒攻下，则更伤中阳，导致阴寒上逆，而见胸满短气等症。

寸口脉浮而迟，浮脉则热，迟脉则潜，热潜相搏，名曰沉。跌阳脉浮而数，浮脉即热，数脉即止，热止相搏，名曰伏。沉伏相搏，名曰水。沉则络脉虚，伏则小便难，虚难相搏，水走皮肤，即为水矣。

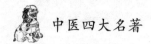

**【译文】**

寸口部的脉象浮而兼迟，脉浮为外热，脉迟为热邪潜藏，热邪与营血相聚合，则内伏而不外达，故名之曰沉。趺阳部位的脉象浮而兼数，脉浮为胃热气盛，脉数可使小便艰涩不利，热邪与水相互聚结，不能由小便排泄，则沉伏于下，故名之曰伏。热邪沉潜，加之水邪留伏，水热互结，则可导致水气病，故名曰水。热邪沉潜则使络脉营血亏虚，水邪留伏则使气化不利而小便困难，虚热与水邪相合，水热之邪不从小便排泄，反而泛溢皮肤，于是形成水气病。

**【解读】**

本条通过寸口脉浮而迟的脉象，来论述上焦客热内潜的机理。浮脉为阳主热，迟脉为阴而主潜藏，热潜相搏为热邪内伏而不能外达，故名曰沉。通过趺阳脉浮而数的脉象，说明中焦有热之机。趺阳脉主脾胃，脉浮而数指热邪留滞于内而不外达，故曰热止相搏名曰伏；沉伏相搏，名曰水，上中二焦之热相合，热盛损伤肺脾，水液的通调、运化失职，水热互结，停蓄于内，泛溢肌肤，形成水肿病；通过虚难相搏进一步阐述水热互结水肿病机的演化。因上焦热邪内伏，气不外行故络脉空虚，热邪伏止于中，阳气不化而小便难，此时水不循常

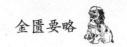
道运行，浸溢于皮肤肌肉之间，而成水肿。

## 三、肺失通调，肾虚水泛

寸口脉弦而紧，弦则气不行，即恶寒，水不沾流，走于肠间。少阴脉紧而沉，紧则为痛，沉则为水，小便即难。

**【译文】**

病人寸口部的脉象弦而兼紧，脉弦是卫气运行不畅，因而病人感觉怕冷。同时因水液不能正常浸渍和排泄，所以流注于肠道之间，形成水气病。

若少阴部位的脉象紧而沉，脉紧主疼痛，脉沉有水气。寒自内生，气化失职，所以导致小便困难，也能形成水气病。

**【解读】**

寸口指寸部，候肺主表。弦紧脉属阴主寒。寸口脉弦而紧是寒邪外束于肺卫，卫气不行，故而恶寒。肺主宣发，通调水道。寒邪外束，肺气失宣，通调失职，水液不能正常敷布濡养脏腑形骸，亦不能下输膀胱气化为尿液，反而流注于肠道，蓄积而成水气病。少阴脉属肾，紧脉主寒主痛，沉脉主里主水。少阴脉紧而沉，是

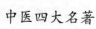
肾阳不足，阴寒水饮内盛之象。寒胜则痛，或腹痛，或骨节痛；肾阳不足，膀胱气化不行，则小便短少困难，则水蓄于内而为水肿。

## 四、血病及水，水病及血

（一）血分

师曰：寸口脉沉而迟，沉则为水，迟则为寒，寒水相搏。趺阳脉伏，水谷不化，脾气衰则鹜溏，胃气衰则身肿。少阳脉卑，少阴脉细，男子则小便不利，妇人则经水不通；经为血，血不利则为水，名曰血分。

【译文】

老师说：病人寸部脉象沉而迟，沉脉主水，迟脉主寒，寒水相互搏结，可以形成水气病。若趺阳脉见沉伏，表示脾胃阳气不足，脾气衰不能消化水谷，于是水粪杂下，像鸭子的稀薄大便，胃气衰则营卫运行不畅，故见身体浮肿。若少阳脉沉而弱，少阴脉细而小，则表示肾气不足。这样的脉象如见于男子，因肾气不化而小便不利，可导致水气病；如见于妇人，则常见经水不通。因为月经来源于血，经水不通则表示血行不利，血不利则化而为水，亦可形成水气病，但这叫做血分水

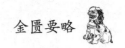

气病。

【解读】

寸口脉为阳主肺，寸口脉迟为肺气虚弱，血脉运行不畅；脉沉为肺失通调，水气凝聚，寒水内盛；沉而迟为阳虚阴盛，治节失常，水湿溢于肌表，故形成水肿。脾胃阳气衰弱，不能鼓动脉气，则趺阳脉沉伏不起；脾胃俱虚，不能腐熟运化水谷，不能分清泌浊，水粪杂下，则大便鸭溏；若水湿外溢肌肤，即可产生水肿。少阳脉候三焦之气，三焦气弱血少，故少阳脉卑；少阴脉候肾气，肾阳虚，故少阴脉细；三焦气弱决渎功能失常加以肾虚膀胱气化不利，故男子则小便不利。冲为血海，从《灵枢·动腧》"冲脉者，十二经之海也，与少阴之大络，起于肾下"可知，肾虚可使冲脉虚衰，阳气不足，寒凝血瘀，故在妇女则经闭。月经来源于血，血行不利，则水亦不利而为水肿，可见月经不调亦可形成水肿，故曰"血分"。

血分主症为全身水肿，面色黯黑，唇青甲紫，胸胁或腹部刺痛，尿血便血，甚神志昏聩，女子月经量少有瘀块或见闭经，舌淡紫黯，边有瘀点瘀斑，苔薄白，脉涩；辨证属血脉瘀阻，阳虚水停；临床根据"血不利，则为水"之旨，立活血化瘀，佐以利水法，方药可选当

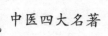

归芍药散或桂枝茯苓丸加大黄、泽兰、益母草、红花、土鳖虫等。亦可用于治疗眼科水肿病、渗出性胸膜炎、血栓性静脉炎等因血行不畅或血瘀而致水湿停聚之疾。

（二）水分、血分

问曰：病有血分水分，何也？师曰：经水前断，后病水，名曰血分，此病难治；先病水，后经水断，名曰水分，此病易治。何以故？去水，其经自下。

**【译文】**

妇女患有水肿病，有血分、水分之不同，这是为什么？老师说：如果病人月经先停，后病水肿的，叫血分，这种水肿病难治；如果病人先病水肿，其后月经闭止不来的，叫做水分，这种水肿病易治，为什么呢？因为去其水，则月经自然即来。

**【解读】**

所谓血分，是指月经先闭，而后病水肿。经水先断的原因有二：一为血脉壅塞不通；二为冲任亏损，气虚血少。因血先病而后形成水气病，故曰血分。属瘀血者难化，属血虚者难补，血分深而难通，血不通则水不行，故曰此病难治。所谓水分，是指先病水肿，水湿壅闭，经脉不畅，而后经水断绝。因水分病浅而易行，治宜行水散湿，水去则经水自通，其病可愈，故曰此病

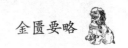

易治。

水气病在水分，其主症为全身水肿明显，按之凹陷，面色㿠（huàng）白，恶心呕吐，小便短少或频数量多，女子可伴月经量少或闭经，男子可伴阴囊肿大坠胀；舌淡苔白润，脉迟缓滑；病机当属脾肾阳虚，水湿泛溢；故治以温阳利水为主，佐以活血；方药可选真武汤合五苓散加桃仁、红花等。

## 五、气分病成因

师曰：寸口脉迟而涩，迟则为寒，涩为血不足。趺阳脉微而迟，微则为气，迟则为寒。寒气不足，则手足逆冷；手足逆冷，则营不利；营不利，则腹满胁鸣相逐；气转膀胱，营俱劳；阳气不通即身冷，阴气不通即骨疼；防前通则恶寒，阴前通则痹不仁；阴阳相得，其气乃行，大气一转，其气乃散；实则失气，虚则遗尿，名曰气分。

【译文】

老师说：寸口脉象迟而兼涩，迟为有寒，涩是血不足。又趺阳脉象微而兼迟，微是气虚，迟是内寒。由于气血虚寒，于是手足逆冷，说明营卫运行不利；而营卫运行不利，则致腹部胀满，肠中气水相攻逐，故肠鸣有声，甚至寒气攻冲于小腹膀胱部位。如果营卫之气俱衰，卫阳不通即身体寒冷，营阴不通就骨节疼痛。如营卫失调而不谐行，卫阳不通则恶寒，营阴不通则肌肤麻痹不仁。只有营卫二气相互结合协调，人体之气才能正常运行，大气一转，其水湿邪气就会消散。如病变属实证，患者常有腹胀矢气的表现；如属虚证，则常有小便失禁，这叫气分病。

**【解读】**

寸口脉候心肺，趺阳脉候脾胃。从寸口与趺阳之脉象说明气分的病机为阳气虚弱，气血不足，寒气凝滞。症状可见手足逆冷、腹满、肠鸣、身冷、骨痛、肌肤麻木不仁等。阳气不通，肌表失其温煦则身冷、恶寒；阴气不行，精血不滋润于骨则骨痛，不濡养于肌肉则麻痹不仁。原文"阳气不通"与"阴气不通"，"阳前通"与"阴前通"四句属互文见义笔法，宜前后互参。病属阴阳失调，治宜调其阴阳，温运阳气，即文中所说大气一转，其气乃散，意在恢复人体阳气的气化功能，使气行津布，水气消散。实则失气，虚则遗溺，系指气分病有气虚、气实之分，若阳气衰微，肾气不固摄，见遗溺，属气虚；若寒气郁结，泄于后阴，则见矢气，属气

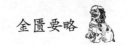

实，但二者均为气分病变。

本条所述气分病阴阳相得，调和营卫，转运大气的治法，不仅适用于水肿病，其他如血痹、虚劳、胸痹等病，亦常采取这种治法。

气分的主症为水肿，腹胀嗳气，胃脘痞塞胀满，舌淡苔白或白厚，脉迟涩。病机属阳虚水停，结于气分，气滞不畅；故当治以温阳化气，利水散结；可选桂枝去芍药加麻辛附子汤或枳术丸加减。

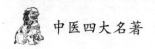

# 第二节　四水及黄汗脉证

师曰：病有风水、有皮水、有正水、有石水、有黄汗。风水其脉自浮，外证骨节疼痛，恶风；皮水其脉亦浮，外证胕肿，按之没指，不恶风，其腹如鼓，不渴，当发其汗。正水其脉沉迟，外证自喘；石水其脉自沉，外证腹满不喘。黄汗其脉沉迟，身发热，胸满，四肢头面肿，久不愈，必致痈脓。

**【译文】**

老师说：水气病有风水、皮水、正水、石水、黄汗等五种。风水之脉，自当出现浮象，其外表症状是骨节疼痛和怕风；皮水的脉象也是浮的，外表症状有皮肤浮肿，按之凹陷不起，不怕风，腹部肿胀如鼓，口中不渴。这两种病都应当用发汗的方法治疗。正水的脉象沉迟，外表症状当有气喘；石水的脉象亦当出现沉，外表症状见腹部胀满，但不气喘。黄汗病脉象沉迟，身体发热，胸中满闷，四肢、头部及颜面部都浮肿，如经久不愈，势必发生痈疮脓肿。

【解读】

风水是由于外邪侵袭，肺气不宣，通调失职，水气逆行而肿。其病在表，风邪在表故脉自浮，恶风；风与水湿之邪阻滞肌表，使关节肌表之气痹阻不通，故骨节疼痛。其症尚有头面浮肿兼发热。此处属省略文法。

皮水是水气停留于皮肤之中，由里水外溢所致，病位尚在表，故脉亦浮；水气尚未入里化热，腹部不至于胀满，"腹如故而不满亦不渴"。水湿溢于皮肤，故皮肤浮肿，按之没指；其症涉及脾、肺二脏，非外邪侵袭所致，故不恶风。风水与皮水，病位均在表，治当因势利导，发其汗，使水湿外出。

正水因脾肾阳虚，水气失于温化，聚而成肿。里阳不足，寒水内盛，其脉沉迟。水停于里，上射于肺，肺失肃降而喘；脾肾阳虚，水蓄于内，当有腹满。

石水与肾、肝关系密切。阴寒水气凝结于下焦，故其脉自沉；寒水沉积，结于少腹，肝气郁结，故见少腹胀满如石；病在下焦，未及于上，故不喘。

黄汗为水湿郁于肌腠，营气被阻，故脉沉迟。水湿郁而化热，湿热蕴蒸，初在气分，故见四肢头面肿，发热，胸中烦闷，汗出色黄等症，日久则伤及营血，气血腐败，可以发生痈肿。

　　石水的治法《金匮要略》未载，有人提出可用海蛤丸（赤茯苓、桑皮、葶苈、海蛤、防己、郁李仁、橘红、蜂蜜、米汤）或真武汤加川楝子、佛手、乌药以温阳利水、疏肝理气。

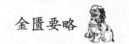

# 第三节　治法

## 一、利小便、发汗

师曰：诸有水者，腰以下肿，当利小便；腰以上肿，当发汗乃愈。

**【译文】**

老师说：一切水气病，凡腰部以下肿甚者，应当以利小便治疗为主；若腰以上肿甚的，应当以发汗法治疗才能痊愈。

**【解读】**

诸有水者，泛指一切水气病。水气病出现腰以下肿甚，说明水邪聚结在里在下，"在下者，引而竭之"，故当利其小便，使水湿从下而去；若出现腰以上肿甚，说明水邪在上在表，"其在皮者，汗而发之"，故当发汗为

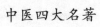

主，使水气从汗而泄。此条说明治疗水肿病应采取因势利导的方法。

本条即《素问·汤液醪醴论》所提出的"开鬼门、洁净府"的治法。本条为治疗水气病提出了一般原则，现广泛应用于临床。但发汗和利小便往往不能截然分开，因为人体的脏腑经络、表里上下常可相通，相互影响。临证治疗时尚须注意方药配伍，若汗之不显效，宜配适量分利之品；若分利法效不著时，可配伍适量发散或宣通肺气之品，常可速效。

发汗、利小便之法久用容易伤阴损阳，故不宜单独久用，若治虚证或虚实夹杂之证当随证顾及阴阳。发汗、利小便法适用于水气病的阳证、实证。若水气病属阴证、寒证则宜用温补之法。


## 二、攻下逐水

夫水病人，目下有卧蚕，面目鲜泽，脉伏，其人消渴。病水腹大，小便不利，其脉沉绝者，有水，可下之。

【译文】

患水气病的人，下眼睑浮肿，好像有蚕在那里躺着，面部和眼胞肿得光亮润泽，脉象沉伏，其人口渴而饮水多。如果患水气病而肚腹肿大，小便不利，脉象沉得很难切到，这是里有水气蓄积，可用攻下法治疗。

【解读】

下眼睑为胃脉所至，脾所主，水气病者水湿困于脾胃，泛溢于眼睑故目下如卧蚕。水湿之气太盛，壅积于肌腠，气郁化热，故面目皮色肿而润泽发亮。脉伏说明水势极盛。水湿之气太甚，阳气被遏，气不化津上润于口，故其人消渴。膀胱气化不利则小便不利，水湿蓄积于内，壅而不行则腹大有水。其脉沉绝谓脉潜伏很深，难以切取，说明水势过重，证属水气壅实，可以考虑用下法。

水气病"可下之"的具体方药：如素体不虚，起病急骤，小便不利，见症如上者，可选己椒苈黄丸、十枣汤攻逐其水；脉伏者，用甘遂半夏汤开破利导，甚者用刘河间神佑丸（十枣汤加黑丑牛、大黄、轻粉、枣肉为丸）；舟车丸（神佑丸加青皮、橘红、木香、槟榔）；或用何报之《医碥》浚川散（甘遂、丑牛、大黄、芒硝、木香、郁李仁）。上方均用于阳水实证。

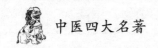

# 第四节　证治

## 一、风水

（一）风水表虚（防己黄芪汤证）

风水，脉浮身重，汗出恶风者，防己黄芪汤主之。腹痛加芍药。

**【译文】**

风水病，见脉浮，身体肿重，自汗出而恶风的，用防己黄芪汤主治。若病人腹痛的，用本方加芍药治疗。

**【解读】**

既言风水，当有面目肿，或手足浮肿等症。脉浮身重，汗出恶风，为风水在表而卫气不固。治当益气固表，利水除湿，用防己黄芪汤。若因水阻血痹而腹痛，可加芍药以通血痹，缓急止痛。

该证的主要脉症：面目肿，或手足浮肿，身体沉重，汗出恶风，舌淡苔薄白，脉浮重按无力等。

病机：见《痉湿暍病脉证治》篇。

（二）风水挟热（越婢汤证）

风水恶风，一身悉肿，脉浮不渴，续自汗出，无大热，越婢汤主之。

【译文】

风水病，出现恶风，全身浮肿，脉浮，口不渴，断续自汗出，没有高热征象的用越婢汤主治。

【解读】

风水之病，是因风邪袭表，肺卫失宣，通调失职，影响到肾的气化，导致水气泛溢肌表而成。因其卫表被风邪所伤，故症见"恶风"；"一身悉肿"谓周身浮肿，为水气泛滥四溢之象；"脉浮"是病在表；"不渴"说明里热不盛，津液未伤；"续自汗出"，多数注家根据尤氏"脉浮不渴句，或作脉浮而渴"，认为本证表无大热，里热较盛，因而作"陆续汗出"或"继续不断的自汗出"解释，唯赵以德云："续自汗出者，为风有时，开其腠理也。"因本证虽有郁热，但水气壅遏于表，表气不畅，故虽自汗出，而必汗出不畅；且越婢汤以发散为主要功效，若其人里热炽盛，汗液不断外出，岂有再重用麻黄、生姜发散之理？故"续自汗出"当作"断续自汗出"理解为妥。"无大热"，不单指里无大热，表热亦不盛，说明本证以风水为主，郁热是水气遏阻气机的结果，但其热势并不严重。正因为本证属于风水郁结而有化热之象，故以越婢汤发越水气，清透郁热。

该证的主要脉症：全身浮肿，断续汗出，口不渴，烦躁，舌红苔薄白或薄黄，脉浮有力。

病机：风水相搏，郁而化热。

治法：发越水气，清透郁热。

主方：越婢汤方

麻黄六两、石膏半斤、生姜三两、大枣十五枚、甘草二两。

上五味，以水六升，先煮麻黄，去上沫，内诸药，煮取三升，分温三服。恶风者加附子一枚炮。风水，加术四两古今录验。

麻黄配生姜发汗散水，重用石膏辛凉，清透肺胃郁热；大枣、甘草调中和药。方后云，恶风者，为汗出多伤及卫阳，卫阳不固，加附子以固护卫阳。若水湿太盛，加用白术以健脾除湿，同时麻黄伍白术，并能行表里之湿而不致发散太过。

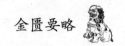

注意事项：

（1）本方证之"脉浮不渴"者，意在提示内热不重，但若水气较盛，水停气滞，津不上承，或里热熏蒸，亦可见口渴，故临床运用本方不必拘泥于渴与不渴，病机符合皆可用之。

（2）本方运用要注意石膏用量大于麻黄，但麻黄、生姜相伍之剂量则应略大于石膏，因为风水当以汗发为主治疗，但已然化热，麻黄辛温不可太过用，故以石膏量大于麻黄来制约麻黄辛温燥烈之性，但若石膏量重，则易冰伏水邪，使水气无以外出，故又佐以生姜，辛温之性弱于麻黄，不致太过耗散助热，但二者合用之量略大于麻黄使全方偏于辛散，药后方可得汗，使水气从汗而解，此为本方运用之关键。

# 二、皮水

## （一）皮水挟热（越婢加术汤证）

皮水者，一身面目黄肿，其脉沉，小便不利，故令病水。假如小便自利，此亡津液，故令渴也，越婢加术汤主之。

**【译文】**

患皮水病的人，周身及面部、眼睑都肿得很厉害，脉象亦沉。由于小便不畅利，所以使人患皮水病，应该用越婢加术汤来主治。假如患者小便通利，这就容易导致津液耗竭，而产生口渴的症状，越婢加术汤也就不适宜了。

**【解读】**

皮水是脾虚不运，肺气不宣，通调失职，水气停留于皮肤之中所致。水气太盛，所以一身面目洪肿，脉亦见沉。水阻气滞，通调失职，则小便不利。小便不利，水无去路，又能增加水肿，所以说"故令病水"。在治疗方法，当发汗清热，健脾除湿，可用越婢加术汤。"假如小便自利，此亡津液，故令渴也"属插入语，意在指出越婢加术汤的禁忌证候，即指水肿病多小便不利，假如小便自利，与口渴同见，则为气虚津伤，此时，虽见水肿，即不能使用越婢加术汤，当另作考虑。

本条之渴而小便自利，为津液已伤，正是第4条所谓"渴而下利，小便数者，皆不可发汗"之禁例。

该证的主要脉症：颜面浮肿明显，伴恶寒发热，或不恶寒发热，咳喘胸闷，咽燥口渴，纳呆腹胀便溏，尿少色黄，苔薄白或白黄而润，脉浮数或弦滑。

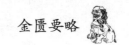

病机：肺脾失职，水湿内盛，郁而化热。

治法：发汗清热，健脾除湿。

主方：越婢加术汤方

麻黄六两、石膏半斤、生姜三两、大枣十五枚、甘草二两、白术四两。

方中重用麻黄、石膏发越水气，佐以姜、枣、草调和营卫，白术健脾除湿，与麻黄合用，并能走表里之湿，又防麻黄辛散太过。

注意事项：

（1）运用本方时，当注意方中白术、麻黄、石膏的剂量比例为2∶3∶4。

（2）麻黄宜先煎，并去沫，既可更好发挥利小便作用，又可避免导致烦躁、心悸等副作用。

（二）皮水表实（甘草麻黄汤证）

皮水，越婢加术汤主之；甘草麻黄汤亦主之。

【译文】

皮水病，可以用越婢加术汤主治，亦可以用甘草麻黄汤主治。

【解读】

里水即皮水，当属皮水表实，肿势严重，挟有郁热，故以越婢加术汤发汗清热，健脾除湿。风寒束表，肺失宣通，停水外溢，但无郁热，可用甘草麻黄汤，辛甘相伍，发汗宣肺散水，治皮水腰以上浮肿较显著，无汗、无热象者。

该证的主要脉症：甘草麻黄汤证以一身悉肿，按之凹陷，恶寒无汗，舌淡，或胖边有齿痕，苔薄白或白润，脉浮有力为主要脉症。

病机：风寒束表，停水外溢。

治法：解表发汗，宣肺散寒。

主方：甘草麻黄汤方

甘草二两、麻黄四两。

上二味，以水五升，先煮麻黄，去上沫，内甘草，煮取三升，温服一升，重复汗出，不汗，再服。慎风寒。

以麻黄发汗宣肺利水，甘草和中补脾，达到宣发肺气，水去肿消之目的。

注意事项：

（1）麻黄宜先煎，并去沫，既可更好发挥利小便作用，又可避免导致烦躁、心悸等副作用。

（2）方中虽未用一味淡渗利水药，但药后病人小便会增多，乃水气从小便而去之征，是因为麻黄宣发肺气，肺为"水之上源"，主通调水道，水道得通，自可使水下渗膀胱而出。

（3）年老体虚者、孕妇、脾胃虚寒者慎用，用之宜减麻黄用量。

（三）皮水阳郁（防己伏苓汤证）

皮水为病，四肢肿，水气在皮肤中，四肢聂聂动者，防己茯苓汤主之。

【译文】

皮水病，四肢肿胀明显，并时有轻微跳动感觉的，是水气滞留在皮肤下所引起，用防己茯苓汤主治。

【解读】

皮水与脾关系密切。脾主四肢，脾阳虚而不运化水湿，水气潴留四肢皮下，肿胀明显，说明脾虚阳郁较甚。卫阳郁于四肢，阳气欲通不通，故肿处时有轻微跳动之感。证属水气过盛，阳郁不宣，治以防己茯苓汤通阳化气，分消水湿。

该证的主要脉症：一身悉肿，尤以四肢肿胀明显，按之凹陷，时有轻微跳动感，舌淡胖边有齿痕，脉沉滑或沉弦。

病机：脾虚阳郁，水湿内盛。

治法：通阳化气，分消水湿。

主方：防己茯苓汤方

防己三两、黄芪三两、桂枝三两、茯苓六两、甘草二两。

上五味，以水六升，煮取二升，分温三服。

方中防己、黄芪走表祛湿，使皮下之水从表而散，桂枝、茯苓通阳化水，使水气从小便而去。桂枝与黄芪相协，又能通阳行痹，鼓舞卫阳；甘草调和诸药，协黄芪以健脾，脾旺以制水。

注意事项：

（1）运用时注意方中黄芪、防己、桂枝为等剂量使用。

（2）由于木防己报道有马兜铃酸肾毒性，故方中防己以汉防己为佳。

## 三、正水与风水（麻黄附子汤证、杏子汤证）

水之为病，其脉沉小，属少阴；浮者为风，无水虚胀者，为气。水，发其汗即已。脉沉者，宜麻黄附子汤；浮者，宜杏子汤。

**【译文】**

水气病，凡脉见沉小的，属少阴阳虚正水证；若见脉浮，则为受风邪诱发的风水证。正水、风水均可使用汗法治愈，但脉沉的正水宜用麻黄附子汤，脉浮的风水宜用杏子汤。此外，如因阳虚气滞作胀者，并非水肿，所以不能使用汗发治疗。

【解读】

"水之为病"包括正水和风水。正水与少阴肾有关，脉沉小；风水与肺有关，脉为浮。正水兼表有水气者，亦可用汗法，但须兼顾肾阳，治以温阳化气，发汗散邪，予麻黄附子汤。风水以杏子汤宣肺利气。杏子汤未见，若风水兼肺有郁热者，可予麻杏甘石汤。"无水虚胀者，为气"，说明水肿病与气肿的鉴别要点。所谓气肿，即肺气郁滞、脾阳不运，按之随手而起的虚胀，并无身肿及水湿内聚之症。

该证的主要脉症：正水以一身悉肿，恶风寒，不发热，身无汗，口不渴，小便不利或伴腰膝酸软，舌淡嫩，苔白滑，脉沉小为主要脉症。

病机：肾阳虚衰，水气泛溢。

治法：温阳化气，发汗散邪。

主方：

（1）麻黄附子汤方

麻黄三两、甘草二两、附子一枚（炮）。

上三味，以水七升，先煮麻黄，去上沫，内诸药，煮取二升半，温服八分，日三服。

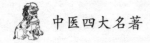

（2）杏子汤方

方未见，恐是麻黄杏仁甘草石膏汤。

主方分析：

方中麻黄开腠发汗，散在表之水；附子温经助阳，以补肾阳之虚；甘草配麻黄发散，助附子扶阳，三味相协，以奏温阳化气，发汗散邪之功，如此阳气得振，膀胱气化可复，则小便通利，使水湿之邪既可从汗而解，又可从小便而去。

注意事项：

（1）若为四肢自觉胀满，但按之不凹陷的气胀证，则治以行气为主，方可选四逆散或逍遥散加槟榔、大腹皮、厚朴等行气，气行则胀自消。

（2）运用本方，一定要注意麻黄重用，重于甘草，二者剂量比例为3：2。

（3）正水病仲景用麻黄附子汤，也可根据病情用济生肾气丸、右归丸等。

## 四、黄汗

（一）卫郁营热，表虚湿遏（黄芪芍药桂枝苦酒汤证）

问曰：黄汗之为病，身体肿一作重，发热汗出而

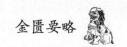

渴，状如风水，汗沾衣，色正黄如蘗汁，脉自沉，何从得之？师曰：以汗出入水中浴，水从汗孔入得之，宜耆芍桂酒汤主之。

**【译文】**

黄汗发病，身体浮肿，发热出汗而口渴，病状好像风水。其汗液沾湿内衣，颜色正黄，像黄柏汁，脉象沉。那么，这种病是怎样得来的呢？老师说：因为出汗时，进入水中洗澡，水从汗孔渗入肌腠，故得黄汗病。宜用芪芍桂酒汤主治。

**【解读】**

黄汗为汗出入水中浴，水湿之邪侵犯肌腠，阻碍营卫的运行，卫阳被遏，湿热交蒸于肌肤，表现为全身水肿，发热口渴，汗出沾衣色黄如柏汁。因发热汗出浮肿等似乎风水，但风水脉浮而黄汗脉沉，风水恶风而黄汗不恶风，风水汗出色不黄等。黄汗治以芪芍桂酒汤调和营卫，固表祛湿，兼泄营热。

对黄汗的成因不必拘泥于"以汗出入水中浴，水从汗孔入得之"一语，此只举隅之论，因只要水湿外袭，阻郁营卫化热，湿热交蒸，迫津外溢即成黄汗。

该证的主要脉症：身体肿重，发热，汗出色黄沾衣，口渴，舌淡红苔白腻或黄腻，脉沉无力。

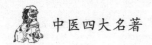

病机：卫郁营热，表虚湿遏。

治法：调和营卫，固表祛湿，兼泄营热。

主方：黄芪芍药桂枝苦酒汤方

黄芪五两、芍药三两、桂枝三两。

上三味，以苦酒一升，水七升，相和，煮取三升，温服一升，当心烦，服至六七日乃解。若心烦不止者，以苦酒阻故也一方用美酒醯代苦酒。

方中桂枝、芍药调和营卫，配苦酒（即米醋）以泄营中郁热，黄芪固表祛湿，如是营卫调和，气血畅通，水湿得祛，则黄汗之证可愈。

注意事项：

（1）方中苦酒即米醋。

（2）方后云："若心烦不止者，以苦酒阻故也"，提示药后出现心烦不止者，是由于苦酒入里，虽能轻泄热邪，但若热重则显药轻，导致湿热欲行未行，阻滞气机所致，故可加黄芩、栀子以助苦酒泄热。

（二）气虚湿盛阳郁（桂枝加黄芪汤证）

黄汗之病，两胫自冷；假令发热，此属历节。食已汗出，又身常暮盗汗出者，此劳气也。若汗出已反发热者，久久其身必甲错；发热不止者，必生恶疮。

若身重，汗出已辄轻者，久久必身瞤，瞤即胸中痛，又从腰以上必汗出，下无汗，腰髋弛痛，如有物在皮中状，剧者不能食，身疼重，烦躁，小便不利，此为黄汗，桂枝加黄芪汤主之。

**【译文】**

黄汗这种病，两足小腿常常寒冷。假如两小腿部发热的，这是历节病。又病人吃了饭淌汗，或夜晚睡觉时身体常出现盗汗者，这是虚劳病。黄汗病如果汗出以后反而发热的，日子长了，其身体的皮肤必然干燥起屑，像鳞甲般交错。全身发热不止的，必然要生恶疮。

黄汗病，如身体沉重的，汗出之后，往往感觉轻快些。但长此下去，病人必自觉身上的肌肉时而瘈动，肌肉瘈动时就引起胸中疼痛。又病人还必然出现腰以上出汗，而腰以下无汗，腰髋部的肌肉弛缓无力，酸软疼痛，好像有虫在皮肤里面爬行一样。病势严重的不能进食，身体疼痛沉重，心中烦躁，小便不利。这些都是黄汗病的表现，用桂枝加黄芪汤主治。

**【解读】**

由于黄汗是湿热壅滞肌表及上焦，阳气被郁，不能下达，所以黄汗病身体虽发热而两胫反冷，历节则是湿热流入关节注于下焦，故两胫发热。气虚不固，卫气外泄，营气亏虚故食后汗出；营阴不足，阳气不固，津液外泄，出现夜卧盗汗；皆属虚劳的症状，与黄汗的湿热熏蒸随时汗出者不同。因为湿热之汗出，每当出汗后，发热及其他症状减轻。但亦有汗出以后，湿热并不因此减轻，而仍然发热的，若日久不愈，必耗损营血，肌肤失其营养，可致皮肤甲错；若长期发热不退，热壅肌肤，必致营气不通，正气日衰，一旦外感邪毒，可肌肤溃烂而发生痈疮。

黄汗为湿郁于肌肤，湿胜故身重。若汗出湿随汗泄，虽觉身重减轻，但阳随汗泄，津气两伤，筋失所养，必出现肌肉跳动；胸阳不足，气机不利，则胸痛。由于上焦阳虚，故腰以上汗出；下焦湿胜，则下无汗，腰髋弛痛，如有物在皮中。若病势转剧，内伤于心脾、膀胱，则烦躁、不能饮食、小便不利；湿伤于肌肉，则见身体疼痛。治以桂枝加黄芪汤调和营卫，宣阳散湿。

该证的主要脉症：发热而胫冷，身体肿重，汗出色黄，恶风，舌淡苔薄白润，脉沉迟。

病机：表卫气虚，湿盛阳郁，营卫不和。

治法：调和营卫，固表除湿。

主方：桂枝加黄芪汤方

桂枝三两、芍药三两、甘草二两、生姜三两、大枣十二枚、黄芪二两。

上六味，以水八升，煮取三升，温服一升，须臾饮热稀粥一升余，以助药力，温服取微汗，若不汗，更服。

方中桂枝汤既能解肌和营卫，祛散外湿，又能化气调阴阳，恢复脏腑气化；加黄芪以增强补气达表，扶正逐湿之力，而使营卫之气内外通畅，则湿邪缓缓而去。

注意事项：

一般发热，汗出即解，如汗出仍然发热，而且热邪不退，则伤及血分，所以肌肤干燥甲错；甚则营卫不通，而发生"恶疮"，因此治疗时当注意，若汗出热不退者，则当佐以滋阴润燥之品，以免变生他证，这也是"治未病"的体现。

# 五、气分病

1. 阳虚阴凝（桂枝去芍药加麻黄细辛附子汤证）

气分，心下坚，大如盘，边如旋杯，水饮所作，桂枝去芍药加麻辛附子汤主之。

【译文】

气分病，患者心下按之坚硬，状如杯大，中高边低如复杯，此为水饮凝聚而成，用桂枝去芍药加麻辛附子汤主治。

【解读】

气分病是由于阳虚阴凝气滞，水饮不消，积留于心下，所以痞结而坚，如盘如杯，治以桂枝去芍药加麻辛附子汤温阳散寒，通利气机，宣行水饮。本方是"阴阳相得，其气乃行，大气一转，其气乃散"的具体运用。因其病本是寒饮乘阳虚而积结气分，故不直接用破气药，而用辛甘发散、温阳化气之药根治，实乃治疗胀病的关键，可谓"审因论治"之范例。

该证的主要脉症：一身悉肿，心下痞坚，腹满肠鸣，伴头痛身痛，恶寒无汗，手足逆冷，舌质淡，苔白而滑，脉沉迟无力或细涩无力。

病机：阳虚饮停，寒凝气滞。

治法：温阳散寒，通利气机，宣饮消痞。

主方：桂枝去芍药加麻黄细辛附子汤方

桂枝三两、生姜三两、甘草二两、大枣十二枚、麻黄二两、细辛二两、附子一枚（炮）。

上七味，以水七升，煮麻黄，去上沫，内诸药，煮取二升，分温三服，当汗出，如虫行皮中，即愈。

方中桂枝汤去掉芍药之阴柔以振奋阳气，麻辛附子汤温发里阳，如是可通彻表里，阳气通行，阴凝解散，水饮自消。

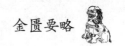

注意事项：

（1）方后云"当汗出，如虫行皮中，即愈"，是服药以后，阳气得助，周行于身推动阴凝之邪解散的现象。

（2）脾胃湿热证慎用。

（3）本方用炮附子或制附子，且要先煎，以不麻口为度。

2. 脾虚气滞（枳术汤证）

心下坚，大如盘，边如旋盘，水饮所作，枳术汤主之。

【译文】

病人心下坚满，其大如盘，边如旋盘者，为水饮凝聚而成，用枳术汤主治。

【解读】

本证因于脾弱气滞，失于转输，水气痞结于胃脘部，故见心下坚大，边如旋盘。治以枳实行气散结，白术健脾利水。

水、气本为同类，故"治水者当兼理气，盖气化水自化也；治气者亦当兼行水，以水行气亦行也"（《景岳全书》），为本条行气利水法的进一步发展。

该证的主要脉症：身肿，心下痞，坚大如盘，食少倦怠，大便溏泄，舌淡苔白腻，脉沉弦有力。

病机：脾胃虚弱，气滞饮停。

治法：行气散结，健脾利水。

主方：枳术汤方

枳实七枚、白术二两。

上二味，以水五升，煮取三升，分温三服，腹中软即去散也。

方中枳实苦泄理气行滞，消散坚满；白术甘温健脾，利水行湿，二味相合，重用枳实二倍于白术，剂型用汤剂，意在以消为主，共奏行气散结，健脾利水之功。

注意事项：

（1）本条原文云："大如旋盘"，前文云："大如旋杯"，二者只相差一个字，但选方用药各异，提示前文为阳虚饮凝为重，因水饮为有形之邪，较无形之气范围局限，故云"如杯"，而本条以气滞为重，范围较水饮流动，故云"如盘"，一字之差，指出病机的不同，实为仲景师之精当。

（2）本方病机重在气滞，故运用时要注意重用枳实而轻用白术。按：枳实大者七枚约70克，白术二两约31克（柯雪帆折算法）。

# 第十五章
# 黄疸病脉证并治

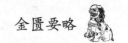

# 第一节 病因病机与分类

## 一、湿热发黄

寸口脉浮而缓，浮则为风，缓则为痹。痹非中风。四肢苦烦，脾色必黄，瘀热以行。

**【译文】**

寸口脉浮而缓，浮是风邪外袭，缓是湿热闭藏，这里的痹即是表示湿热闭藏的意思，而非如风痹疼痛的痹证，由于湿热闭藏，而四肢感到非常不舒服，脾色黄，熏蒸于肌肉，以致一身发黄。

**【解读】**

"寸口脉浮而缓"，浮主风，缓主湿，脉象提示既有外感风邪，又有湿郁于里的征象。湿邪久郁而化热，湿热熏蒸于外而发黄。"痹非中风"一句是插笔，强调虽然脉见浮缓，与伤寒太阳中风相似，但实际并非太阳中风证。痹有闭阻郁滞之意，湿热瘀滞于脾胃是发黄的原因之一。脾主四肢、肌肉，脾为湿热所困，故四肢重滞不舒；脾属土，其色黄，如脾将瘀积的湿热转输于体表，就必然发生黄疸，故云"脾色必黄，瘀热以行"。

"脾色必黄，瘀热以行"一句，为本条重点，一者强调黄疸的病位主要在脾胃，二者提示黄疸的发病与血分有关。唐容川指出："一个瘀字，便见黄皆发于血分。凡气分之热不得称瘀，小便黄赤短涩而不发黄者多矣。脾为太阴湿土，土统血，热陷血分，脾湿郁遏，乃发为黄。"近代医家治疗湿热黄疸，常注意适当配伍凉血活血之品，以提高疗效。

## 二、寒湿发黄

阳明病，脉迟者，食难用饱，饱则发烦眩，小便必难。此欲作谷疸。虽下之，腹满如故，所以然者，脉迟故也。

**【译文】**

阳明病，脉象迟，不能饱食，饱食后则烦闷、头晕、小便不利，这是谷疸欲作之征。虽用攻下药治疗，

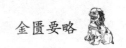

腹部依然胀满，所以如此，是由于脉迟的缘故。

【解读】

阳明病腹满，脉迟有力，证属里实热证者，用寒下之剂必定奏效。今腹满下之如故，其脉迟而无力，证属太阴虚寒。脾胃虚寒，水谷难消，故不能饱食；饱食后，脾失运化，故胀满烦闷；湿浊上逆，清阳不升则见头眩；湿浊下注，气化失司，故小便必难。寒湿中阻，无以外泄，可能发为身黄，故云"欲作谷疸"。对于太阴寒湿所致的腹满，治疗当以温运，而不应寒下；若误用寒下，更伤脾阳，必致腹满不愈，故云"虽下之，腹满如故。"

本条的辨证要点强调"脉迟"，但临证时不可过分拘泥，而应该注意属寒湿者常见的身黄而晦，精神困倦，腹满时减，纳呆便溏，小便不利，舌淡苔白等证，治疗当用温阳化湿退黄法，如茵陈理中汤、茵陈四逆汤之类。

## 三、分类

### （一）黄疸分类及主症

趺阳脉紧而数，数则为热，热则消谷，紧则为寒，食即为满。尺脉浮为伤肾，趺阳脉紧为伤脾。风寒相

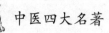

搏，食谷即眩，谷气不消，胃中苦浊，浊气下流，小便不通，除被其寒，热流膀胱，身体尽黄，名曰谷疸。

额上黑，微汗出，手足中热，薄暮即发，膀胱急，小便自利，名曰女劳疸，腹如水状不治。

心中懊憹而热，不能食，时欲吐，名曰酒疸。

【译文】

跌阳脉紧而数，数为胃有热，胃热盛则能食善饥；紧为脾有寒，脾寒运化不及，食后即感胀满。尺脉浮是肾虚有热，跌阳脉紧是寒伤脾。风寒相合，令食后眩晕，食物不得消化，胃中为湿热所苦。湿热之邪下流膀胱，使小便不通利。寒湿困阻太阴脾，胃中湿热下扰膀胱，令全身发黄，此病称作谷疸。

额上发黑，微微汗出，手足心发热，每到黄昏时发作，膀胱拘急不舒，小便通利，此病称作女劳疸。如果腹部胀满好像有水一样，就无法治疗。

心胸郁闷不舒而且感到烦热，不能进食，时时欲吐，此病称作酒疸。

【解读】

跌阳脉候脾胃，数主热，胃热盛则消谷善饥；紧主寒，脾寒则运化不健，食即为满。脾湿胃热，互相郁蒸，则发为黄疸。"尺脉浮为伤肾，跌阳脉紧为伤脾"

是插笔，说明女劳疸之脉象与谷疸不同。女劳疸与肾虚相关，肾虚有热，故尺脉见浮；谷疸由脾湿所致，脾寒不运，湿浊内停，故趺阳脉紧。"风寒相搏"，此处是指湿热相搏。脾胃湿热内蕴，消化机能减退，故"谷气不消"，若勉强进食，反会助湿增热，湿热上冲则头眩，流于下焦，影响膀胱气化，则小便不利。"阴被其寒"的"阴"指太阴脾脏，谓脾寒，不能运湿，与胃热搏结，"流注膀胱"，则小便不利，以致湿热无从排泄，郁蒸而成黄疸。因为发病的原因与饮食有关，故称之为谷疸。

女劳疸与肾虚有关，肾虚而其色外现，故其人额上黑；肾虚生热，故见微汗出、手足中热、薄暮而发等症；因病非单纯的湿热内蕴之证，故小便自利。如病至后期，出现腹如水状，是脾肾两败之候，故曰不治。

酒疸由嗜酒过度，湿热内蕴所致，故名为酒疸。湿热中阻，胃失和降，则时欲吐，不能食，湿热上扰则心中郁闷、烦热不安，湿热下注则足下热，膀胱气化不行，则小便不利。

（二）酒疸主症

夫病酒黄疸，必小便不利，其候心中热，足下热，是其证也。

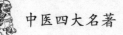

【译文】

患酒黄疸的病人，必见小便不利，心中热，足下热，是其症状。

【解读】

酒疸之成，缘于湿热，故"必小便不利"。湿热上蒸则心中热，湿热下行则足下热。足下热当与女劳疸的见症相鉴别，女劳疸之足下热，伴额上黑，尺脉沉弱，且其小便通利；而酒黄疸的足下热，伴心中懊侬不舒，脉象有力，其小便不利。

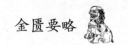

# 第二节　辨证

## 一、湿热与寒湿发黄鉴别

脉沉，渴欲饮水，小便不利者，皆发黄。

腹满，舌痿黄，燥不得睡，属黄家舌痿疑作身痿。

【译文】

脉沉，口渴想饮水，小便不通利的，都会发黄。

腹胀满，肤色萎黄，烦躁不得安睡，属素有发黄病证的人。

【解读】

脉沉主里，脉沉而渴欲饮水，说明里热壅盛，渴饮而小便不利，必水湿内停无从外泄；湿热相合，发为黄疸。

腹满与身萎黄并见，属脾有寒湿，此与阳明燥结或

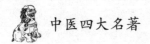

湿热发黄之腹满不同。湿郁中焦，胃气不和，故夜寐不安。寒湿萎黄，正虚邪盛多迁延难愈，故曰"此属黄家"。

## 二、黑疸（湿热挟瘀）

酒疸下之，久久为黑疸，目青面黑，心中如噉（dàn）蒜虀（jī）状，大便正黑，皮肤爪之不仁，其脉浮弱，虽黑微黄，故知之。

### 【译文】

酒疸经下法治疗后，时间长了转变为黑疸。症见两目青，面色黑，心中如吃了姜、蒜、韭菜等辛辣食物一样灼热不舒。大便黑色，皮肤搔抓不知痛痒，脉象浮而弱，皮肤虽黑但微带黄色，故知黑疸是酒疸误下的变证。

### 【解读】

原文首先强调黑疸源于酒疸。酒疸本有可下之证，但必须下之得当。若屡屡误用下法，不但徒伤正气，脉见浮弱，还可导致湿热内陷，深入血分，湿热郁阻，营血停滞。这种情况持续日久，即可变为黑疸。黑疸之证，血瘀于内，不荣于外，故目青面黑，皮肤爪之不

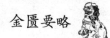

仁；瘀热内积，流滞于肠腑，则"大便正黑"；血滞脉络，瘀热上蒸于心则"心中如噉蒜虀状"。患者面目虽黑而犹带黄色，可知由酒疸误下转变而来，也可看作是黄疸病日久不愈的一种转归。

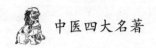

# 第三节 证治

## 一、谷疸（茵陈蒿汤证）

谷疸之为病，寒热不食，食即头眩，心胸不安，久久发黄为谷疸，茵陈蒿汤主之。

【译文】

谷疸病，恶寒发热不能食，食后即感头眩晕，心胸烦闷不适，时间久了身体发黄为谷疸，用茵陈蒿汤主治。

【解读】

谷疸多由外感邪毒，内伤饮食，脾胃运化失常，湿热内蕴无从外泄而成。原文所谓的"寒热"，由湿热郁蒸，荣卫之源壅塞不利所致，而非一般的表证。湿热内蕴，脾胃运化之机失常，故食欲减退。若勉强进食，反足以助湿热而增逆满。湿热上冲，则头眩，心胸不安。"久久发黄为谷疸"一句，强调了湿热内蕴，淫于肌肤，发为黄疸，往往有一个过程。据方后云"小便当利……色正赤，一宿腹减。"可知尚有腹满，小便黄赤而不利等症。由于湿热蕴结是谷疸发病的原因，故治疗用清泄湿热的茵陈蒿汤。

该证的主要脉症：目黄、身黄，黄色鲜明如橘子色，食欲减退，若勉强进食，则头眩，心胸不安，或伴腹满，小便黄而不利，大便秘结，舌红苔黄腻，脉滑数。

病机：湿热俱盛，蕴蒸发黄。

治法：清热利湿，利胆退黄。

主方：茵陈蒿汤方

茵陈蒿六两、栀子十四枚、大黄二两。

上三味，以水一斗，先煮茵陈，减六升，内二味，煮取三升，去渣，分温三服。小便当利，尿如皂角汁状，色正赤，一宿腹减，黄徒小便去也。

方中茵陈蒿清热利湿，辅以栀子清心胃而利小便，大黄泄热逐瘀通利大便，三药相合，可令湿热出而身黄退。

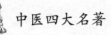 

注意事项：

（1）运用本方，遵仲景训：先煮茵陈蒿，则利胆退黄效更佳，服后小便色黄量多，使湿热之邪从小便而出。

（2）脾胃虚寒挟湿发为黄疸者禁用。

（3）孕妇慎用。

（4）药后黄退则止，以免耗伤正气。

（5）若大便不秘结，大黄选酒军且与栀子同煎以活血行瘀为主；若大便秘结，则生用且后下以泻热通腑。

# 二、酒疸

（一）治法

酒黄疸者，或无热，靖言了了，腹满欲吐，鼻燥；其脉浮者先吐之，沉弦者先下之。

【译文】

患酒黄疸的病人，有的无热，神情安静，语言不乱，腹胀满欲吐，鼻干燥；如果脉象浮就先用吐法治疗，如脉象沉弦，就先用下法治疗。

【解读】

酒疸起于饮酒过度，湿热蕴阻。湿热内蕴胃肠，则腹部胀满，湿热上犯，则鼻燥，欲吐。邪在于中，若无热，则神情安静，语言清晰。欲吐为病势趋向于上，当用吐法。腹满者则病势趋向于下，当用下法。今病者既腹满而又欲吐，则应脉证合参以定其治法。脉浮者病近于上，脉沉者病近于里故也。故云"脉浮者先吐之，沉弦者先下之。"此为"因势利导"，顺应机体抗邪之势而采取的治疗措施，文中"先吐之"、"先下之"的"先"字，说明吐下仅为权宜之计，吐下之后，仍须随证调治。

另外，须注意酒疸吐法现已少用，而下法相对用之较多。酒疸无论湿从热化，胃肠燥结，或酒食内积，腑气壅滞，均可用下法。但不可过剂，以免损伤正气。

（二）证治（栀子大黄汤证）

酒黄疸，心中懊憹或热痛，栀子大黄汤主之。

【译文】

患酒黄疸，心中郁闷不舒或灼热而痛，用栀子大黄汤主治。

【解读】

酒疸为湿热积于中焦，上蒸于心，故心中郁闷烦乱；湿热中阻，气机不利，故心中热痛。前文说"心中懊憹而热"，本条则言"心中懊憹或热痛"，说明其热势较重，治用栀子大黄汤清心除烦，泄热退黄。

该证的主要脉症：黄疸色黄鲜明，心中郁闷不舒或灼热而痛，小便不利，色黄或赤，大便秘结，舌红苔黄，脉数。

病机：湿热内积，上蒸于心，热重于湿。

治法：清心除烦，泄热退黄。

主方：栀子大黄汤方

栀子十四枚、大黄一两、枳实五枚、豉一升。

上四味，以水六升，煮取二升，分温三服。

方中栀子、豆豉宣泄郁热而除烦，并可清心利尿；枳实行气开结，大黄清泄湿热，使湿热酒毒从大便而去；二药合用，消阻滞于中，合淡豆豉开宣于上；诸药合用，使湿热从二便分消。

注意事项：

（1）运用时需注意重用枳实而轻用大黄（原方枳实五枚大者约50克，大黄一两为15.625克）。

（2）寒湿发黄者禁用。

## 三、女劳疸（硝石矾石散证）

黄家日晡所发热，而反恶寒，此为女劳得之；膀胱急，少腹满，身尽黄，额上黑，足下热，因作黑疸，其腹服如水状，大便必黑，畤溏，此女劳之病，非水也。腹满者难治。硝石矾石散主之。

**【译文】**

素有发黄症的人，多在申酉时发热。若此时反出现怕冷，这是女劳疸所为。膀胱拘急，少腹胀满，周身发黄，额上色黑，足下觉热，因而成为黑疸。腹部胀满如有水状，大便必是黑色，时常溏泄，此因女劳而病，不是因水而病。腹部胀满的难治，用硝石矾石散主治。

**【解读】**

黄疸以湿热郁于阳明所致者多见，故日晡所发热而不恶寒。若反见恶寒，则非阳明热证，而是女劳疸的见症。女劳疸病机比较复杂，除肾虚外也有内蕴之湿热，湿热阻遏，阳气不能外达可见恶寒，故云："此为女劳得之"。膀胱急，少腹满，大便必黑等，为瘀热内着所致；身尽黄为湿热熏蒸，额上黑为肾虚其色外泛，足下热由肾虚内热所致。女劳疸日久不愈可发展为黑疸，故言"因作黑疸"。既为黑疸，当有瘀血，病机更趋复杂。女劳疸由肾及脾，脾不健运，则时见大便稀溏。脾虚生湿，湿浊与瘀血内阻，虽腹胀满如水状，但与水肿病无关，故云"非水也"。如病至后期脾肾两败，其病难治。

"硝石矾石散主之"一句是倒装笔法，其意实为"此女劳之病，非水也，硝石矾石散主之"。

酒疸、谷疸和女劳疸经久不愈，皆有可能变为黑疸。本篇强调酒疸误下，久久为黑疸，此处女劳疸亦"因作黑疸"。二者所伴随的症状不同，治疗重点亦当有所偏重，临床上除了活血化瘀之外，还当注意选择清利湿热或补益脾肾之品。

该证的主要脉症：黄疸，额上黑，伴日晡发热，五心烦热，足下热，不思饮食，肢体倦怠，微汗出，少腹满，小便自利，舌黯红或边有瘀点瘀斑，苔薄白，尺脉沉而无力。

病机：肾阴亏虚，兼有瘀浊内阻。

治法：清热化湿，消瘀利水。

主方：硝石矾石散方

硝石、矾石（烧）等分。

上二味，为属散，以大麦粥汁和服方寸匕，日三服。病随大小便去，小便正黄，大便正黑，是候也。

主方分析：

硝石矾石散有消瘀化湿的功能，方中硝石即火硝，味苦性咸寒，能入血分消瘀除热；矾石能入气分化湿利水；因石药碍胃，故以大麦粥汁调服以保养胃气。

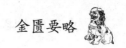

注意事项：

（1）如女劳疸发展为水胀腹满，则属脾肾两败，预后不良，难治。

（2）若女劳疸不兼瘀，则以补肾为主，而稍佐活血。

（3）服用本方后，病人小便黄，大便色黑，是湿热从小便去，瘀血从大便去，为病欲愈之征。

## 四、热盛里实黄疸（大黄硝石汤证）

黄疸腹满，小便不利而赤，自汗出，此为表和里实，当下之，宜大黄硝石汤。

【译文】

黄疸病腹部胀满，小便不畅而颜色发红，自汗出，这是表无外邪，里有实热，应当用下法治疗，宜用大黄硝石汤。

【解读】

黄疸湿热壅盛，聚结于里，里热成实导致腹部胀满；湿热阻滞，膀胱气化不利，灼伤血络，则小便不利而赤；自汗出为里热壅盛，迫津外泄，而不是肌表不固的表证，故以"此为表和里实"一句点明病机，提示其

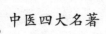

自汗出但不恶风，脉象有力，与表卫不固的自汗恶风、脉浮无力大有不同。既然表和无病，里热成实，故治疗当以大黄硝石汤通腑泄热。以药测症，当伴身热口渴，心中烦热，腹满拒按，大便燥结，舌红苔黄厚，脉滑数有力等。

该证的主要脉症：黄疸色黄鲜明如橘子色，自汗出，身热口渴，心中烦热，腹满拒按，大便燥结，小便短少色黄或赤，舌红苔黄厚，脉滑数有力。

病机：湿热内蕴，里热成实。

治法：通腑泄热，利胆退黄。

主方：大黄硝石汤方

大黄、黄蘗、硝石各四两，栀子十五枚。

上四味，以水六升，煮取二升，去渣，内硝，更煮取一升，顿服。

主方分析：

大黄、硝石攻下瘀热，黄柏、栀子清泄湿热，共奏清热通便，利湿退黄之效。

注意事项：

（1）本方药虽四味，但苦寒泻下力峻，当中病即止，故方后云："顿服。"

（2）寒湿发黄禁用。

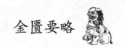

## 五、湿重于热黄疸（茵陈五苓散证）

黄疸病，茵陈五苓散主之。一本云茵饼汤及五苓散并主之。

【译文】

有些黄疸病，可用茵陈五苓散主治。

【解读】

所谓黄疸病，以方测知，当属湿热黄疸中湿偏盛者。湿多热少之黄疸病可用茵陈五苓散清热退黄，通阳利水。

该证的主要脉症：身黄，目黄，小便黄少，色泽鲜明如橘子色，形寒发热，肢体困倦，腹满，食欲不振，口不渴，小便短少或不利，便溏，舌淡苔白腻，脉浮缓或沉迟。

病机：湿热内蕴，湿重于热。

治法：清热退黄，通阳利水。

主方：茵陈五苓散方

茵陈蒿末十分、五苓散五分。

上二物和，先食饮方寸匕，日三服。

方中茵陈蒿苦寒清热，利湿退黄；五苓散通阳利水，渗利小便。

注意事项：

（1）本方常作散剂，慢慢调服，因此治疗周期较长。亦可作汤剂，用作汤剂剂量可适当加大。

（2）热重于湿或里热炽盛者慎用。

## 六、燥结发黄（猪膏发煎证）

诸黄，猪膏发煎主之。

**【译文】**

各种发黄，用猪膏发煎主治。

**【解读】**

本条"诸黄"，并非泛指所有发黄，而是指燥结而兼血瘀所致的发黄，或各种不同病情的发黄证，经久不愈，湿郁化燥，渐渐导致津枯血燥，内不足以滋养脏腑，症见大便干燥，外不足以润泽肌肤，症见皮肤枯涩萎黄。治以猪膏发煎润燥通便，化瘀利水。

该证的主要脉症：发黄，口渴喜饮，皮肤枯涩萎黄，小便短少色黄，大便干燥，舌红苔黄少津，脉数。

病机：瘀热阻滞，内热燥结。

治法：润燥通便，化瘀利水。

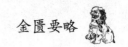

主方：猪膏发煎方

猪膏半斤、乱发如鸡子大三枚。

上二味，和膏中煎之，发消药成，分再服。病从小便出。

方中用猪膏（即猪脂油）利血脉，解风热，润燥结，通大便，并配以消瘀血、开关格、利水道的乱发（即血余炭），使余邪得以泄利。

注意事项：

（1）服用本方后当小便增多，大便易解，乃邪从二便去之征。

（2）本方针对燥结发黄证，寒湿、虚寒等发黄不适宜。

# 第四节　预后

黄疸之病，当以十八日为期，治之十日以上瘥，反剧为难治。

**【译文】**

黄疸病，应以十八日作为痊愈的期限，治疗十日以上病当向愈，若反加剧者，便是难治之症。

**【解读】**

黄疸病的预后，与正邪盛衰有关。正盛邪去，病即向愈，反之则病情加重。黄疸病本在脾，脾寄旺于四季末各十八日，脾旺之时，正可胜邪，病即向愈，故以十八日为期。此间如果调治得当，十日以上病当向愈，若失治、误治，病情日渐加重，是正不胜邪，故曰"难治"，预后不佳。因此，早期治疗、早期康复在黄疸病治疗中至关重要。

疸而渴者，其疸难治；疸而不渴者，其疸可治。发

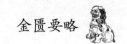

于阴部，其人必呕；阳部，其人振寒而餐热也。

【译文】

黄疸病症见口渴的，比较难治；黄疸病症见口不渴的，则易治疗。病邪发于内部的，病人必见呕吐；病邪发于外部的，病人出现寒战并且发热。

【解读】

原文以口渴与否提示湿热黄疸病情的轻重，以口渴为难治，是由于湿热化燥，里热炽盛，或热毒深重，病势迅猛。相反则病势较缓，预后较好。临床判断，当不能仅限于口渴一症，尚需结合相关脉证，方能全面。发于阴部或阳部，提示病情偏里偏表，均有不同见症，临证可资参考。

# 第十六章
# 惊悸吐衄下血胸满瘀血
# 病脉证治

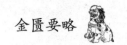

# 第一节　惊悸

## 一、成因

寸口脉勤而弱，勤即为惊，弱则为悸。

**【译文】**

寸口部位出现动而且弱的脉象，动脉是因为受了惊的表现，脉弱是因为心悸的表现。

**【解读】**

诊得寸口脉如豆动摇不宁者，为动脉，多主惊证；若脉细软无力，重按乃见者，为弱脉，多见于悸证。由于外界的刺激，如猝受惊恐，使血气逆乱，心无所主，神无所归，可见精神不宁，卧起不安，因而脉见动摇不宁，故曰动即为惊。若气血不足，心脉失于充养，则脉象软弱无力，故曰弱则为悸。若寸口脉动、弱并见，则

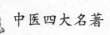

是心之气血内虚，又为惊恐所触，可见精神惶恐，坐卧不安，心中悸动不宁，是为惊悸。

本条以动、弱二脉区别惊悸。一般而言，惊证病轻多实；悸证病深多虚。惊与悸有外来与内生的不同，但从临床所见，受惊必致心悸，心悸又易发生惊恐，二者常互为因果。故辨证时仅以脉之动、弱诊断惊、悸，还不足为凭，必须脉症合参。

## 二、证治

（一）火邪致惊（桂枝去芍药加蜀漆牡蛎龙骨救逆汤证）

火邪者，桂枝去芍药加蜀漆牡蛎龙骨救逆汤主之。

**【译文】**

惊病由于火邪者，用桂枝去芍药加蜀漆牡蛎龙骨救逆汤主治。

**【解读】**

火邪者，是指使用熏、熨、烧针等法，强迫发汗，损伤心阳，神气浮越，临床可致心悸、惊狂、卧起不安等症。治宜温通心阳，镇惊安神，用桂枝去芍药加蜀漆牡蛎龙骨救逆汤。因其所主证候紧急，且由火邪致逆，

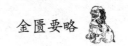

故方名"救逆"。

本条应与《伤寒论》第 112 条互参。凡属心阳不足，痰扰心神而见惊狂、卧起不安、脉来疾数者，均可选用桂枝去芍药加蜀漆牡蛎龙骨救逆汤。

该证的主要脉症：心悸，惊狂，卧起不安，畏寒肢冷，伴恶寒发热，自汗，胸脘满闷，舌淡苔腻，脉浮滑或浮软无力。

病机：心阳受损，神气浮越，兼有痰浊。

治法：温通心阳，镇惊安神，兼以涤痰逐邪。

主方：桂枝去芍药加蜀漆牡蛎能骨救逆汤方

桂枝三两（去皮）、甘草二两（炙）、生姜三两、牡蛎五两（熬）、龙骨四两、大枣十二枚、蜀漆三两（洗去腥）。

上为末，以水一斗二升，先煮蜀漆，减二升，内诸药，煮取三升，去渣，温服一升。

方中桂枝汤去芍药之阴柔以助心阳；桂枝、甘草辛甘相合，以复心阳；姜枣和营卫，解外邪；加龙骨、牡蛎固摄镇惊，以安心神；心阳既虚则痰浊易生，故用蜀漆（即常山苗）涤痰逐邪，以止惊狂。诸药相协，以奏温振心阳，平降冲逆，收敛阳气，震慑心神之功。

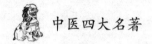

注意事项：

（1）方中蜀漆不仅有截疟之功，而且有祛痰之效，但有涌吐之弊，故须与生姜先煎，和胃止呕，以避免服后恶心呕吐。

（2）心火亢盛或痰火扰心者禁用。

（3）运用时龙骨、牡蛎要重用，以重镇安神。

（二）水饮致悸（半夏麻黄丸证）

心下悸者，半夏麻黄丸主之。

【译文】

心下悸动的，用半夏麻黄丸主治。

【解读】

心下指胃脘部，水饮内停，胃阳被遏，故心下悸动。治宜通阳蠲饮，降逆定悸，用半夏麻黄丸。

该证的主要脉症：心悸，或怔忡，或胃脘部跳动，胸闷或胸满，伴恶心或呕吐痰涎，舌淡苔白腻或白滑，脉沉或紧。

病机：水饮内停，胃阳被遏。

治法：通阳蠲饮，降逆定悸。

主方：半夏麻黄丸方

半夏、麻黄等分。

上二味，末之，炼蜜和丸小豆大，饮服三丸，日

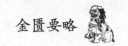

三服。

方中半夏蠲饮降逆，通畅胃气；麻黄功在宣发阳气，振奋心阳，而非发表，二药合用，阳气得宣，饮邪得降，则悸动自宁。

饮盛阳虚之悸，一般多用桂枝、茯苓温阳利水；本证则属饮盛而阳郁，且常伴有喘、呕、胸闷，舌苔白滑等肺气闭郁、胃失和降之证，故用半夏降逆和胃以蠲水饮，麻黄通阳宣肺以泄水气。

注意事项：

（1）运用时注意麻黄与半夏应该等剂量使用。

（2）因郁遏之阳不能过发，凌心之水不易速去，故以丸剂小量，缓缓图之。

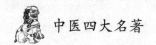

# 第二节　吐衄下血

## 一、成因

夫酒客欬（kài）者，必致吐血，此因桓饮过度所致也。

**【译文】**

平素嗜酒之人，又见咳嗽，必然导致吐血，这是因为饮酒过度所致。

**【解读】**

平素嗜好饮酒的人，而患咳嗽，常可致吐血。是因为酒体湿而性热，饮酒过度，必致湿热蕴郁，积于胃而熏于肺，肺失清肃故咳；进而灼伤血络，则必吐血。

## 二、脉症与辨证

（一）太阳阳明衄血

又曰：徒春至夏衄者太阳，徒秋至冬衄者阳明。

【译文】

老师又说：从春季到夏季衄血者属太阳，从秋季到冬季衄血者属阳明。

【解读】

手足太阳、手足阳明4条经脉，皆循行于鼻，故鼻衄多属太阳、阳明为病。从春至夏，阳气生发，若外感风寒，客于肌表，阳气被郁，不能外发，逆而上升，血随气逆而致衄，故春夏衄者多属太阳；从秋至冬，阳气内藏，若里热上蒸，迫血上逆而致衄，多属阳明。

人体脏腑经络之气的变动与四时气候有关，故临床辨证治疗时应考虑这种关系。一般来说，春夏衄血，多属外感病；秋冬衄血，多属内伤杂病。然春夏衄血，亦有属阳明里热证者；秋冬衄血，亦有属太阳表热证者，不可拘泥。

（二）内伤吐衄下血

病人面无色，无寒热。脉沉弦者，衄；浮弱，手按

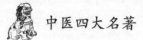

之绝者，下血；烦欬者，必吐血。

**【译文】**

病人面色白光白，不恶寒发热，脉沉弦的，为衄血；脉浮弱，以手按之则无，为下血；烦躁咳嗽的，必致吐血。

**【解读】**

《灵枢·决气》篇："血脱者，色白，天然不泽。"病人面无血色，是血脱失荣之征。无寒热，即无外感病的恶寒发热症状，说明由内伤所致。内伤出血可有吐、衄、下血几种不同证候，尚需进一步辨证。若脉见沉弦，沉以主里候肾，弦为肝脉，肝肾阴虚，水不涵木，阳气亢逆，血随气涌，故见衄血；若脉见浮弱，按之则无，则为虚阳外浮，阳不摄阴而阴血脱于下为下血证；若脉浮弱，又见心烦咳逆者，是为阴虚有热，虚热上扰，熏灼心肺，故必吐血。


# 三、预后及治禁


（一）预后

1. 衄血的预后

师曰：夫脉浮，目睛晕黄，衄未止。晕黄去，目睛

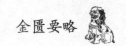

慧了，知衄今止。

**【译文】**

老师说：尺部脉浮，黑睛周围有黄晕，视物昏黄不清，说明衄血尚未停止。目睛晕黄退去，视物明晰清楚，说明衄血已停止。

**【解读】**

尺脉候肾，内寄相火。尺脉应沉而反见浮，为肾阴亏虚，相火不潜之象。目为肝窍，肝主藏血。肝经郁热，上扰于目，则见目睛晕黄，视物不清。水不涵木，虚火妄动，迫血上升，损伤阳络则衄血，故知衄未止。若晕黄退去，目睛清明，视物清晰，说明阴复火降，热退血宁，故可知衄血止。

2. 吐血的预后

夫吐血，欬逆上气，其脉数而有热，不得卧者，死。

**【译文】**

吐血，病人伴见咳嗽、喘逆、脉数、发热、不能卧寐的，属死证。

**【解读】**

吐血必致阴血亏虚，阴虚则火旺，虚火灼肺，肃降失常，不但吐血不止，反而加重咳逆上气。如此吐血、咳逆互为因果，以致阴不敛阳，虚阳外浮而见脉数、身热；虚火上浮，扰动心神，故虚烦不得卧。吐血不止，终将气随血脱，预后险恶，故云死，提示难治。

（二）治禁

1. 衄家治禁

衄家不可汗，汗出必额上陷，脉紧急，直视不能眴，不得眠。

【译文】

常流鼻血的病人，不可发其汗。误汗必致额上凹陷处的经脉下陷，脉紧急，目直视不能转动，不得眠。

【解读】

衄家，指经常衄血的病人，其阴血必亏少，虽有表证，亦不可辛温发汗。因汗血同源，若发汗则阴血重伤，经脉、目睛以及心神均失其濡养，故可见额上陷，脉紧急，目直视不能转动，不得眠等症，甚至发展为痉病。

2. 亡血治禁及变证

亡血不可发其表，汗出即寒栗而振。

【译文】

失血的病人，不可以发汗解表，汗出后会寒战怕冷。

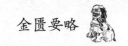

**【解读】**

亡血之人，虽有表邪，也不能发汗攻表。若更发其汗，不仅阴血更伤，而且阳气随津外泄而有亡阳之变。阳气虚损，周身失于温煦，筋脉失养，故寒傈而振。亡血之人不可误用汗法，因汗血同源，误汗既伤阴血，又损阳气，易致变证。

## 四、证治

（一）虚寒吐血（柏叶汤证）

吐血不止者，柏叶汤主之。

**【译文】**

吐血不止的，用柏叶汤主治。

**【解读】**

本条叙证简略，以药测证，可知所主为虚寒性吐血。导致虚寒性吐血的原因很多，如吐血日久不止，气随血耗，阳气渐虚；或中气虚寒，血不归经；或过饮寒凉，损伤阳气，温摄无力等。因此治以柏叶汤温中止血，引血归经。

该证的主要脉症：吐血不止，血色淡红或暗红，伴面色萎黄或苍白，神疲体倦，头晕眼花，舌淡苔白，脉

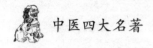

虚无力或芤。

病机：中气虚寒，血不归经。

治法：温中止血，引血归经。

主方：柏叶汤方

柏叶、干姜各三两，艾三把。

上三味，以水五升，取焉通汁一升，合煮取一升，分温再服。

方取柏叶之清降，折其逆上之势而止血；干姜辛热，温阳守中；艾叶苦辛温，温经止血；马通微温（《神农本草经》），引血下行以止血。

马通汁即马粪加水过滤取汁而成，古人常用于止血。后世医家常以童便代之，其效亦佳。缪希雍《本草经疏》认为马通乃苦凉之品，据此有学者谓本方为寒热并用，阴阳兼顾，并非温剂，此说可供研究。

注意事项：

（1）运用本方时侧柏叶炒焦用，艾叶用焦艾，干姜用炮姜效更佳，因为二药炮制后，由辛温变为苦温，则温而不散，止而不凝。

（2）本方虽以柏叶命名，但不可认为本方是清热止血剂，而是治疗阳虚失血证的代表方，因此临床运用时侧柏叶用量应小于干姜和艾叶。

（3）阴虚火旺或邪热出血证慎用。

（二）热盛吐衄（泻心汤证）

心气不足，吐血、衄血，泻心汤主之。

**【译文】**

心烦不安，吐血、衄血，用泻心汤主治。

**【解读】**

原文"心气不足"，据《千金方》作"心气不定"，即心烦不安之意，可从。心藏神，主血脉，心火亢盛，扰乱心神于内，迫血妄行于上，故见心烦不安，吐血、衄血，血色鲜红，来势较急，面赤口渴，烦躁便秘，舌红苔黄，脉数有力等。治以泻心汤清热泻火而止血。

该证的主要脉症：吐血、衄血，血色鲜红，来势较急，伴心烦不安，面赤口渴，烦躁便秘，舌红苔黄，脉数有力。

病机：火热亢盛，迫血妄行。

治法：清热泻火止血。

（三）虚寒便血（黄土汤证）

下血，先便后血，此远血也，黄土汤主之。

**【译文】**

便血，大便在先，出血在后，此称为远血，用黄土汤主治。

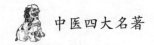

## 【解读】

下血，指大便出血。先见大便，便后出血，出血部位来自直肠以上，距肛门较远，故称为远血。因中焦虚寒，脾失统摄而血渗于下。治宜黄土汤温脾摄血。黄土汤用治虚寒便血，据方测证，其出血血色紫暗，并伴腹痛，喜温喜按，面色无华，神疲懒言，四肢不温，舌淡苔白，脉虚细无力等症。

该证的主要脉症：出血血色紫暗，并伴腹痛，喜温喜按，面色无华，神疲懒言，四肢不温，舌淡苔白，脉虚细无力。

病机：中焦虚寒，不能摄血。

治法：温阳健脾，摄血止血。

主方：黄土汤方亦主吐血衄血

甘草、干地黄、白术、附子（炮）、阿胶、黄芩各三两，灶中黄土半斤。

上七味，以水八升，煮取三升，分温二服。

灶心土又名伏龙肝，温中止血；配以附子、白术、甘草温阳散寒，健脾以摄血；地黄、阿胶滋阴养血以止血；黄芩反佐，苦寒坚阴止血，并制术附，以防温燥动血。诸药刚柔相济，温阳不伤阴，滋阴不损阳，共奏温中止血之功。

注意事项：

（1）方中伏龙肝擅长温阳止血，故用量宜较大；黄芩意在制约术附温燥之性，则用量不宜太大。

（2）热盛动血或阴虚火旺出血证禁用。

（四）湿热便血（赤小豆当归散证）

下血，先血后便，此近血也，赤小豆当归散主之方见狐惑中。

【译文】

便血，出血在先，大便在后，此称为近血，用赤小豆当归散主治。

【解读】

便血在先，大便在后，出血部位距肛门较近，故称为近血。其病机多因湿热蕴结大肠，灼伤阴络，迫血下行所致。治宜赤小豆当归散清热利湿，活血止血。

该证的主要脉症：便血，血色鲜红或有黏液，伴大便不爽，甚里急后重，舌红苔黄腻，脉滑数或濡数。

病机：见《百合狐惑阴阳毒病脉证治》篇。

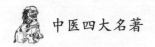

# 第三节　瘀血

## 一、瘀血证

病人胸满，唇痿舌青，口燥，但欲漱水不欲嚥，无寒热，脉微大来迟，腹不满，其人言我满，属有瘀血。

**【译文】**

病人胸胀满，唇色萎而不泽，舌色青，口干燥，但只想漱口而不欲咽，无恶寒发热症，脉微大而迟，腹无胀满之征，但病人自觉腹部胀满，此为内有瘀血。

**【解读】**

瘀血阻滞，气机痞塞，故胸部满闷；瘀血内阻，新血不生，血不外荣，故唇痿舌青；血瘀津液不布，不能上濡，故口燥，但病由瘀血，并非津亏，故虽口燥却只欲漱水而不欲咽；无寒热，说明非外感表证；腹满可有水气、宿食、瘀血之分。瘀血腹满为病人自觉症状，察其外形并无胀满之征，这是血瘀在里，影响气机运行不畅所致，而非宿食、水饮留积于肠胃。脉微大来迟，是谓脉体虽大，但脉势不足，往来涩滞迟缓，为瘀血阻滞之象。

"唇痿舌青"和"口燥，但欲漱水不欲咽"，是辨别瘀血的两大指征，特别是舌质紫暗或舌边尖有青紫色瘀斑，有明确诊断价值。此外，胸腹胀满尚可见刺痛、拒按，脉微大来迟即指脉象涩滞迟缓。

## 二、瘀血化热证

病者如热状，烦满，口干燥而渴，其脉反无热，此为阴伏，是瘀血也，当下之。

【译文】

病人好像发热，心烦胸满，口中干燥而渴，诊其脉反没有热，这是瘀血郁热，深伏于血分所致，治当攻下瘀血。

【解读】

患者自觉发热，心烦胸满，口干燥而渴，但诊其脉，却并无热象，这说明热不在气分，而伏于血分，是瘀血阻滞日久，郁而化热伏于阴分所致，故曰：阴伏。治疗当用攻下瘀血为主，使瘀血去则郁热解，诸证自除。

治疗瘀血，本条提出"当下之"，即通过攻下瘀血，使瘀去而热无所附，则诸症自解，体现了《脏腑经络先后病脉证》篇第17条"当随其所得而攻之"的审因论治思想。临证时，当根据瘀血病情的寒热、轻重、缓急及部位不同，分别采用化瘀或逐瘀等不同方法治疗，不可拘泥于下法，化瘀可选大黄䗪虫丸、温经汤、桂枝茯苓丸等，下瘀可选下瘀血汤、抵当汤、桃核承气汤等。

# 第十七章
## 呕吐哕下利病脉证治

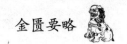

# 第一节　呕吐

## 一、脉证

先呕却渴者，此为欲解。先渴却呕者，为水停心下，此属饮家。呕家本渴，今反不渴者，以心下有支饮故也，此属支饮。

【译文】

病人先呕吐，随后出现口渴的症状，是呕吐将愈。病人先有口渴，随后出现呕吐，是水饮停留在心下，称为水饮病。常患有呕吐的病人本来应有口渴，今虽然有呕吐，但病人没有口渴，是因为胃中有水饮停留，而支撑胀满所致，这是属于支饮病。

【解读】

患有水饮而呕吐的病人，若是先有呕吐，然后随之

127

出现口渴欲饮水者，这是水饮已从呕去，脾能运化，胃阳将复的征象，呕吐病即将治愈，故原文说"此为欲解"。若是病人先有口渴欲饮，然后随之出现呕吐，这是由于胃有停饮，脾失健运，胃失和降，上逆作呕所致，即原文所说的"先渴却呕者，为水停心下，此属饮家"之意。

在一般情况下，患呕吐的病人由于呕吐会损伤津液，故呕吐后可有口渴，这是表示停饮已去，胃气将复，其病向愈之征，故说"呕家本渴"；今病人有呕吐而没有口渴，是表示仍有水饮内停，所以说"心下有支饮故也，此属支饮"。

## 二、治禁

（一）痈脓致呕治禁

夫呕家有痈脓，不可治呕，脓尽自愈。

**【译文】**

平素患呕吐的病人，如果吐出物中有脓血，说明胃中有痈疡溃脓，此时不能用止呕吐的治法和药物，待脓血排尽后则呕吐病自能康愈。

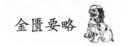

**【解读】**

引起呕吐的原因很多，既可责之于外邪犯胃，亦可责之于脏腑本身功能失职。如寒痰水饮犯胃，脾胃虚寒，胃热迫逆，肝郁犯胃，胆胃不和，脾肾失职，都可导致呕吐的发生。本条是论述胃有痈脓所致的呕吐病的治法。胃内有痈脓，通过自身的呕吐，使痈脓从呕吐而出，这是正气逐邪外出的表现。在治疗时应当审证求因，从其本治，而不能单纯治呕。因为呕吐是病之标，胃有痈脓是病之本，故治疗本病应当因势利导，以消痈排脓为治法，待痈脓排尽，则呕吐自能愈，所以说"夫呕家有痈脓，不可治呕，脓尽自愈"。若病人因有痈脓所致的呕吐，不注重排脓，而单纯止呕，则会导致脓毒内留，不仅呕不能止，反会使病情加剧而发生变证。仲景此举呕家有痈脓不可止呕为例，以明示医生"见呕休治呕"之意。

（二）欲吐治禁

病人欲吐者，不可下之。

**【译文】**

病人想呕吐的，不可用攻下法治疗。

**【解读】**

病人欲吐，在一般情况下，是由于邪气干胃，胃失和降，但是正气有驱邪外出之势。故其基本治法应当因势利导，促使正气胜邪，邪去则正气能安，呕吐即止。亦即《素问·阴阳应象大论》"其高者，因而越之"的精神。若病人本有欲吐之势而误用下法，与病势相逆，则会导致正虚邪陷，使邪不能去，反而病势加剧。本条所述"欲吐者，不可下之"，不可视作绝对的治疗禁忌，而应与本篇第 7 条、第 17 条结合理解，说明呕吐亦可以攻下法治之。

## 三、证治

（一）实热证

1. 胃肠实热（大黄甘草汤证）

食已即吐者，大黄甘草汤主之。《外台》方，又治吐水。

【译文】

吃完食物即呕吐的，用大黄甘草汤主治。

【解读】

以方测证其主症当还有胃脘灼热疼痛，口苦口臭，大便干燥、甚或不通，小便短黄，舌红苔薄黄少津，脉滑有力等表现，由于胃肠实热积滞，腑气不通，火热上迫于胃所致。亦即《素问·至真要大论》所说"诸逆冲上，皆属于火"之类，所以治当荡热和胃，冀实热去，则胃气自和，用大黄甘草汤治疗。

该证的主要脉症：不食不吐，食后立即呕吐，口渴口臭，大便秘结，舌红苔黄，脉数有力。

病机：胃肠实热，腑气不通。

治法：泄热通腑，缓急和中。

主方：大黄甘草汤方

大黄四两、甘草一两。

上二味，以水三升，煮取一升，分温再服。

方中以大黄泄热通腑，推陈出新，用甘草以缓急和中，又可缓和大黄直走下焦之性，使攻下泄热而不伤胃，则腑气通利，胃气和降，呕吐自止。

注意事项：

（1）呕吐，未见大便秘结，舌红苔黄，脉数有力者不可用此方。

（2）当明辨虚热或实热，胃阴虚有热，胃气不和，也可见呕吐，舌红苔黄，脉数等，但其呕吐之势不及实热呕吐急迫，且脉数无力或细数。可用麦门冬汤。

（3）运用时当注意重用大黄，轻用甘草，二者比例为4∶1，否则会影响疗效。

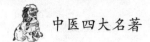

（4）中病即止，以免久服热去而胃伤。

2. 肠胃湿热（黄芩加半夏生姜汤证）

干呕而利者，黄芩加半夏生姜汤主之。

【译文】

病人干呕，又有下利的，用黄芩加半夏生姜汤治疗。

【解读】

湿热浊邪犯胃，胃气上逆则干呕；湿热郁迫于肠，脾失健运，不能分清泌浊则下利。以方测证还应当有口苦，里急后重，肠鸣腹痛，脘腹作胀，舌红苔微黄腻等见症。从其主方是黄芩汤加味可知，本病病位重点在肠道，主症应是以下利为主，治当以止利为要，故用黄芩加半夏生姜汤清热和胃为主治疗。

该证的主要脉症：利下热臭垢积，里急后重，肠鸣腹痛，恶心呕吐，舌红苔微黄腻，脉濡数。

病机：肠胃湿热，胃失和降。

治法：清热止利，和胃止呕。

主方：黄芩加半夏生姜汤方

黄芩三两、甘草二两（炙）、芍药二两、半夏半升、生姜三两、大枣十二枚。

上六味，以水一斗，煮取三升，去渣，温服一升，

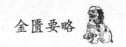

日再夜一服。

方中黄芩清胃肠之邪热；芍药清热和营；甘草、大枣甘缓和中；半夏、生姜降逆止呕。本方为小柴胡汤之变方，因热已不在半表而入于半里，所以去柴胡而仅用黄芩；证非胃实，然亦非胃虚，故不须人参之补。加半夏、生姜和胃降逆止呕。

注意事项：

（1）本方证与《伤寒论》第172条相近，可以互参，但伤寒以六经辨证为纲，而本方证以脏腑辨证为主。临证宜予以明确之。

（2）脾胃虚寒者，症见便溏，胃脘冷痛，舌淡苔白，脉迟缓，不可用本方。

（二）肝胃虚寒（茱萸汤证）

呕而胸满者，茱萸汤主之。

【译文】

呕吐而同时有胸部胀满的，用吴茱萸汤治疗。

【解读】

呕吐之病，既可见于实热证，也可见于虚寒证。本条以呕而胸满，或干呕、吐涎沫、头痛为特征。以胃阳不足，寒饮内停，胃气上逆为主，故见呕而胸满，治以温阳散寒，降逆止呕，用吴茱萸汤。

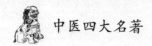

该证的主要脉症：呕而胸满，或干呕、吐涎沫、头痛，尤以巅顶冷痛为主，舌淡苔白腻或白润，脉弦滑无力或沉缓。

（1）呕吐或干呕由于胃阳不足，寒饮内停，胃气上逆而致。

（2）吐涎沫由于胃气虚寒，饮邪上泛所致，正如《水气病脉证并治》篇云，"上焦有寒，其口多涎"。

（3）头痛为厥阴肝经寒气上犯所致，由于厥阴肝经上达巅顶，寒气上犯，故以巅顶冷痛为主。

病机：肝胃虚寒，寒饮上逆。

治法：温阳散寒，降逆止呕。

主方：茱萸汤方

吴茱萸一升、人参三两、生姜六两、大枣十二枚。

上四味，以水五升，煮取三升，温服七合，日三服。

方中吴茱萸能解肝脾二经之寒气，功能散寒止痛，温中止呕；生姜温胃散寒，和中降逆，合吴茱萸既可止呕又可化饮；人参、大枣补气和中。全方共奏温阳散寒，降逆止呕之功。

本方重用生姜之目的，在于温中止呕，以解除主症呕吐，学者不应只理解其与大枣调和营卫之意，更不能

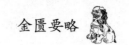

视为可有可无之味。

注意事项：

（1）胃热旺盛所致之头晕头痛，恶心呕吐，吐苦水，热性吞酸，脘腹疼痛者，当慎用或忌用。

（2）如呕吐较重，可采取冷服，或每次少许，频服之，以免格拒呕吐。

（3）药物用量：凡用于止呕，则应遵照仲景原方配伍之比例，即生姜用量大于吴茱萸（原方吴茱萸一升约为80克，生姜六两约为90克），否则止呕效果下降，用于治疗其他病症，可视呕吐一症的轻重和有无，如呕吐较轻或无呕吐，生姜用量则可相应减少或不用，党参用量一般与吴茱萸相等，或稍大于吴茱萸，大枣用量5～7枚即可；用于治疗胃寒吐酸，方加黄连，但比例以吴茱萸为黄连之5～6倍为宜。但若为头痛、阴寒之气上冲，浊阴上犯，巅顶痛，本方吴茱萸量宜15～30克。

（三）寒饮内停

1. 寒饮停胃（半夏干姜散证、生姜半夏汤证）

干呕，吐逆，吐涎沫，半夏干姜散主之。

【译文】

病人干呕，胃气上逆，吐涎沫，用半夏干姜散主治。

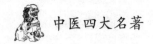

**【解读】**

由于中焦虚寒，津液变生饮邪，停留于胃，使胃失和降，胃气上逆，则为干呕、吐逆、吐涎沫，三症可单独出现，也可同时发生，治当温中助阳，化饮降逆，用半夏干姜散治疗。

干姜较之于生姜更有温助中阳之效，其与半夏同用，属标本并治之法。故本方不仅有和胃祛饮之效，更有温助中阳，使饮邪不再化生之功。这种标本同治的方法，一则说明本条标急不甚，其症可呕吐不甚，仅为干呕，或与吐逆、吐涎沫并见，一则说明本条中焦虚寒之象较显著。

该证的主要脉症：干呕吐逆，吐涎沫，伴胃脘冷或冷痛，喜热饮，甚至手足不温，舌淡，苔薄白，脉迟或沉缓。

病机：中阳不足，寒饮停胃。

治法：温中助阳，化饮降逆。

主方：半夏干薑散方

半夏、干姜等分。

上二味，杵为散，取方寸匕，浆水一升半，煎取七合，顿服之。

主方分析：

半夏干姜散由半夏与干姜两味组成，半夏降逆止呕，温化水饮；干姜温中散寒；与半夏同用，共奏温中助阳，化饮降逆，和胃止呕之功，擅治中焦虚寒证。浆水甘酸，调中止呕，"顿服之"则药力集中，以取速效。

注意事项：

（1）原文方后要求"取七合，顿服之"，意在使药力集中，以取速效，但若呕吐剧烈或频繁，一次进服药液困难，可能会导致得药则吐，当少量频服，因此临证运用，不可拘泥于一次顿服，要"随证用之"。

（2）脾胃阴虚证者慎用。

病人胸中似喘不喘，似呕不呕，似哕不哕，彻心中愦愦然无奈者，生姜半夏汤主之。

【译文】

病人心中好像气喘，而实则不喘；好像是呕，而实则不呕；好像是呃逆，而实则没有呃逆，但整个心胸烦闷懊恼无可奈何，当用生姜半夏汤主治。

【解读】

"胸中"与"心中"包括心肺和胃在内。胸为气海，内藏心肺，为呼吸往来之道，清气出入之所。寒饮结于胸中，与正气相搏，阻碍胸胃气机，使之不得畅行，则出现胸中似喘不喘、似呕不呕、似哕不哕难以名状，烦闷不堪，痛苦难忍之症。治用宣散寒饮、舒展气

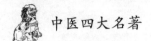

机的生姜半夏汤。

该证的主要脉症：病人似喘不喘，似呕不呕，似呃逆而不呃逆，但整个心胸烦闷懊侬无可奈何，伴心下痞满，不渴或渴喜热饮，舌淡苔白腻，脉弦滑或沉迟。

病机：寒饮搏结，气机不畅。

治法：宣散寒饮，舒展气机。

主方：生姜半夏汤方

半夏半升、生董汁一升。

上二味，以水三升，煮半夏，取二升，内生董汁，煮取一升半，小冷，分四服，日三夜一服。止，停后服。

该方重用生姜汁以辛开通阳，温胃散结，和胃止呕；配半夏以化饮降逆；二者相伍，辛散寒饮，振奋胸阳。

注意事项：

（1）方后云"小冷"，即防热药格拒不纳而吐，故宗《素问·五常政大论》"治寒以热，凉而行之"的反佐之法。

（2）原文云"分四服"（每次75毫升），意在量少频服，以发挥药力的持续作用，并防药量过大而致呕吐。

（3）煎煮本方时，应注意方法，即先煮半夏，然后加入生姜汁，即可服用。

2. 饮邪阻胃（猪苓散证）

呕吐而病在膈上，后思水者，解，急与之。思水者，猪苓散主之。

【译文】

膈上有病，引起呕吐，吐后，想饮水的，这是呕吐向愈，应及时给病人饮用。口渴想饮水的，用猪苓散主治。

【解读】

"病在膈上"指饮停于胃，上逆于膈，是由于水饮停胃，胃气上逆所致；"后思水者"指呕吐之后口渴思水欲饮，其原因为呕吐之后，水饮随呕吐而去，邪去正安，胃阳将复，是呕吐病向愈之征。既然水去阳复，渴思饮水，就应当因势调理，少少与水饮之，以滋其虚燥，令胃气和则愈，因此当"急与之"。本证属脾虚饮停，饮邪犯胃，若思水而贪饮，则有旧饮虽去，新饮又作的可能，因此需用药物治疗，用猪苓散健脾祛饮。

该证的主要脉症：呕吐物清稀，吐后思水饮，伴小便短少，或胸满胸闷，舌苔白腻，或苔薄少津，脉沉或虚缓。

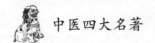

病机：饮邪阻胃，胃气上逆。

治法：健脾祛饮。

3. 脾虚饮停（茯苓泽泻汤证）

胃反，吐而渴欲饮水者，茯苓泽泻汤主之。

【译文】

病人反复呕吐，吐后口渴欲饮水的，用茯苓泽泻汤主治。

【解读】

本条的胃反，乃反复呕吐之意。以呕吐与口渴反复交替出现，呕吐物为水饮与食物混杂、不酸不苦不臭为特征。口渴是由于饮阻气化，津不上承所致，因渴饮水多，更助饮邪，则愈吐愈渴，愈渴愈吐。其治法是温胃化饮，降逆止呕，用茯苓泽泻汤为主方。

该证的主要脉症：呕吐与口渴反复交替出现，呕吐物为清稀水饮，或与食物混杂、不酸不苦不臭，或伴浮肿，大便溏薄或不畅，精神不振，兼有头眩、心悸等，舌淡苔白滑或白润，脉弦滑或沉紧或缓滑。

病机：中阳不运，胃有停饮。

治法：温胃化饮，降逆止呕。

主方：茯苓泽泻汤方

茯苓半斤、泽泻四两、甘草二两、桂枝二两、白术

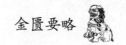

三两、生姜四两。

上六味，以水一斗，煮取三升，内泽漓，再煮取二升半，温服八合，日三服。

主方分析：茯苓泽泻汤以茯苓、泽泻淡渗利饮；配以桂枝、生姜通阳化饮，和胃止呕；佐以白术、甘草健脾和中。

注意事项：

（1）本条的胃反，乃反复呕吐之意，不是朝食暮吐、暮食朝吐之症。

（2）运用时当注意本方剂量调配，尤其方中重用茯苓达半斤，生姜、泽泻量次之，提示饮邪偏重，当利水化饮为主。

（3）脾胃阴虚证慎用。

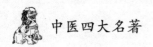

# 第二节 胃反

## 一、脉症

跌防脉浮而涩，浮则为虚，涩则伤脾，脾伤则不磨，朝食暮吐，暮食朝吐，宿穀不化，名曰胃反。脉紧而涩，其病菲治。

**【译文】**

病人跌阳部位的脉象浮而涩，浮则为胃虚，涩则为脾伤。脾伤则不能运化水谷，早上吃的食物晚上吐出，晚上吃的食物早上吐出。食停于胃，不能消化，名为胃反。如果跌阳脉象紧而涩，这种病难于治疗。

**【解读】**

跌阳脉候脾胃之气，跌阳脉浮，主胃气不降，其原因乃在于"虚"，即胃阳虚浮；跌阳脉涩，主大肠干燥，其原因乃在于脾的"不磨"，即脾不运化。脾胃两虚，不能腐熟，则出现胃反之病。其病以"朝食暮吐，暮食朝吐，宿谷不化"为特征。若病情进展，脉转紧涩，紧主寒，说明气虚已累及于阳；涩主燥，乃津亡阴伤之象，病势更重，如助阳则伤阴，滋阴则伤阳，其病难治。

胃反作为病名，其含义指由脾胃虚寒，不能腐熟所致，以"朝食暮吐，暮食朝吐，宿谷不化"为主症的一类病证。与后世幽门水肿、幽门梗阻表现有类似之处。

## 二、病机

（一）胃反病机

问曰：病人脉数，数为热，当消谷引食，而反吐者，何也？师曰：以发其汗，令阳微，膈气虚，脉乃数，数为客热，不能消谷，胃中虚冷故也。

脉弦者，虚也，胃气无余，朝食暮吐，变为胃反。寒在于上，医反下之，今脉反弦，故名曰虚。

【译文】

问：病人脉数，数脉本来主热，应当消谷善饥，但反而出现呕吐，这是什么原因呢？老师答道：因为发其

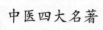

汗，导致阳气衰微，宗气虚弱故脉数。脉数，并非真热，实属虚热假热，所以不能消化水谷，是胃中虚冷的缘故。

脉弦属虚，胃中阳气不足，早晨吃的食物，傍晚吐出来，变为胃反病。因为寒在上部，医生反而用攻下法治疗，现在脉反弦，故说属虚。

【解读】

第一段论述误汗导致胃阳虚损形成的胃反。病人虽脉数却不消谷饮食，其脉必数而无力。可知这种数脉所主不是真热而是假热，即所谓"客热"之证。是医者误用汗法，损伤胃阳，使胃气虚寒，虚阳浮越之故。

第二段论述误下导致胃阳不足形成的胃反。虚阳浮越之脉数，医者误以为里实证而予苦寒攻下，复损胃阳，土虚木乘，故见弦脉，此必弦而无力。胃阳不足，不能腐熟水谷，则成朝食暮吐，暮食朝吐，宿谷不化之胃反。

（二）胸中冷病机

寸口脉微而数，微则无气，无气则营虚，营虚则血不足，血不足则胸中冷。

【译文】

病人寸口六脉微而数，脉微说明阳气虚衰，阳气虚

144

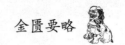

则营气亦虚，营气虚则血不足，血不足则胸中寒冷。

【解读】

这里寸口包含两手寸关尺三部。脉微而数指脉象数而无力，它除了由前条之"胃中虚冷"外，胸中寒冷，宗气不足，卫气营血虚少，亦是主要原因之一。本条与第3条互参，旨在指出寸口脉数而无力既主中阳不足之虚寒胃反，亦主宗气不足之胸中寒冷，这时应再诊查病人趺阳脉的变化及结合其全身症状以帮助诊断。

## 三、虚寒胃反证治（大半夏汤证）

胃反呕吐者，大半夏汤主之。《千金》云：治胃反不受食，食入即吐。《外台》云：治呕，心下痞鞭者。

【译文】

因胃反引起呕吐的，用大半夏汤主治。

【解读】

本条是根据前述胃反条文补出的证治，其"胃反呕吐"即指第5条之脾胃虚寒，不能腐熟，以"朝食暮吐，暮食朝吐，宿谷不化"为主症和特征的病证。脾以升为顺，胃以降为和，由于胃气虚寒，不能腐熟水谷，故宿谷不化，朝食暮吐，暮食朝吐。脾阳虚不能化气生津，肠道失于濡润，则可出现大便干燥如羊屎，胃肠燥结，失于和降，上逆则为呕吐。此概由脾胃虚寒，胃肠燥结，健运失职所致，故用大半夏汤温养胃气，降逆润燥。从方中白蜜用量来看，当犹有因寒而燥，大便燥结如羊屎状等症。

该证的主要脉症：朝食暮吐，暮食朝吐，宿谷不化，伴心下痞满，或冷痛，神疲乏力，大便燥结如羊屎状，舌淡苔薄白，脉虚缓。

病机：中焦虚寒，脾胃失调。

治法：和胃降逆，补虚润燥。

主方：大半夏汤方

半夏二升（洗完用）、人参三两、白蜜一升。

上三味，以水一斗二升，和蜜扬之二百四十遍，煮取二升半，温服一升，余分再服。

主方分析：

方中以重用半夏降逆化浊，温胃止呕；用人参温养胃气；白蜜润燥滑肠，与半夏相用，制约半夏之辛燥及毒性，与人参相伍，补中益气，健脾和胃，如此温燥化浊与甘润补虚并用，辛而不燥，补而不壅，是治疗虚寒胃反病的基本方剂。

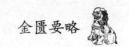

注意事项：

（1）原文方后云，"和蜜扬之二百四十遍"，乃提示要将水与蜜充分搅拌均匀。

（2）脾胃湿热或阴虚内热者慎用。

# 第三节 哕

## 一、治则

哕而腹满，视其前后，知何部不利，利之则愈。

【译文】

病人呃逆而腹部胀满时，应当询问病人大小便情况，看何部不利，然后通其大便或利其小便，则呃逆可愈。

【解读】

哕而腹满，哕由腹满致，腹满由下部不利致，此下部不利或指膀胱之腑水道不利，即在前之小便不利；或指肠腑谷道不利，即在后之大便不通。六腑以通为用，腑气不通，浊气上逆，则发为哕逆。治疗需根据其不利之腑，而予通利腑道之法。这时仅用降逆止哕之法是无

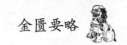

益的。

呃逆的治疗一般以理气和胃，降逆平呃为原则。本条提出的通利大小便法仅适用于呃逆是由腑气不通所致者，且单纯的通利之法仅用于正盛邪实之证。作为治疗原则，本条亦有审证求因，审因论治之意，宜与本篇前文互参。

## 二、证治

（一）胃寒气逆（橘皮汤证）

干呕，哕，若手足厥者，橘皮汤主之。

【译文】

病人干呕，呃逆，如果手足厥冷的，用橘皮汤主治。

【解读】

因寒邪袭胃，胃气上逆，则为干呕、呃逆；胃阳被遏，不达四末，可见手足厥冷。治以通阳和胃为法。

【原文解析】

主要脉症：干呕，呃声有力，得寒则剧，得温则减，手足厥冷，但动则缓解，伴胃中冷，舌淡苔薄白，脉弦有力或迟缓。

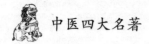

病机：寒邪阻胃，胃气上逆。

治法：温胃散寒，降逆止呃。

主方：橘皮汤方

橘皮四两、生姜半斤。

上二味，以水七升，煮取三升，温服一升，下咽即愈。

橘皮理气和胃，生姜散寒止呃，使阳通寒去，气机顺畅，则干呕、呃逆、手足厥冷诸症自愈。方后云，"下咽即愈"，提示本方具有良好的止呕和止呃作用。

注意事项：

（1）本证"手足厥"是暂时性的，不同于四逆汤证，不可混淆。

（2）脾胃湿热证禁用。

（二）气虚挟热（橘皮竹茹汤证）

哕逆者，橘皮竹茹汤主之。

【译文】

呃逆证，用橘皮竹茹汤主治。

【解读】

病人以呃逆为主症，多见于久病体弱，或大吐下后，呃声低微不连续，伴虚烦不安，少气口干，不欲多饮，手足心热，苔薄黄或苔少，脉虚数等。属胃虚有热，胃失和降，虚热动膈，气逆上冲，治以补气清热，和胃降逆，方选橘皮竹茹汤。

本证所挟之热当予辨识。因竹茹并非大寒之品，且从方中诸药的用量比例来看，也是温热之性偏重。临床报道亦表明，若是证情中热象突出时，需加清热药物。

该证的主要脉症：呃声低微而不连续，伴虚烦不安，少气口干，不欲多饮，手足心热，苔薄黄或苔少，脉虚数等。

病机：气虚挟热，胃气上逆。

治法：补气清热，和胃降逆。

主方：橘皮竹茹汤方

橘皮二升、竹茹二升、大枣三十枚、生姜半斤、甘草五两、人参一两。

上六味，以水一斗，煮取三升，温服一升，日三服。

方中橘皮、生姜理气和胃，降逆止呃，使胃气通降下行；人参、甘草、大枣补虚益气，与橘皮相伍，补气与理气并行，补而不壅，行而不伤；竹茹清热安中，与橘皮相用，辅佐气机升降。诸药相合，清而不寒，行而不伤，补不敛邪，相互为用，以建补气清热，和胃降逆之功。

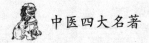

注意事项：

（1）本方之用，重在补虚，次在清热，热乃虚而生，使用时要注意剂量比例。

（2）纯热无虚或脾胃虚寒证均应忌用。

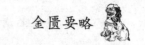

# 第四节 下利

## 一、脉证、病机与预后

（一）湿热证

1. 湿热痢疾的脉证和预后

下利脉沉弦者，下重；脉大者，为未止，脉微弱数者，为欲自止，虽发热不死。

【译文】

患痢疾的人，脉象沉弦，有里急后重的症状；脉象大的，是痢疾没有停止；脉象微弱兼数的，是痢疾将要自行停止的表现，虽有发热症状，但不会死亡。

【解读】

脉沉主里，脉弦主痛，下利而脉见沉弦，是病邪在里，气机不畅，传导失常，故见痢下脓血，赤白相兼，滞下不爽，里急后重，腹中疼痛；下利而见脉大，大主邪气盛，乃正邪交争之象，故此处之大必大而有力，邪气既盛，痢疾尚在发作期（暴痢），顷刻不能痊愈，故曰"为未止"；下利而脉见微弱数，微弱者无力之象，虽正气不足，然邪气亦衰，脉数即余邪未尽之象，这时已进入病的恢复期，通过积极的治疗，很快即会向愈，故曰"为欲自止，虽发热不死"。

痢疾病人见利下赤白，滞下不爽，里急后重，腹中疼痛，身热，脉实有力，这时虽不能痊愈，却不一定预后不良（急性泄泻亦如此），而下利脉大无力除在恢复期见到"欲自止"外，阳亡于外，阴亡于内的重证、危证亦可导致，应注意判别。

2. 湿热下利的脉证

下利，寸脉反浮数，尺中自涩者，必圊（qīng）股脓血。

【译文】

病人下利，寸脉反而浮数，尺脉涩的，必大便脓血。

【解读】

本条亦见于《伤寒论·厥阴病》篇第363条。下利之病属于里证，却见浮数表脉，故曰"反"，同时下利属脾胃之病，却病不现于关部而现于寸部，说明此下利是由新感时邪，内蕴肠腑所致。尺中自涩是指下利病变在肠，由肠失传导，通降不利，气血壅滞，脂膜血络俱受损伤所致，故而利下赤白脓血。其特点是利下脓血，赤白夹杂，稠黏气臭，腹胀腹痛，里急后重，肛门灼热，同时还应有小便短赤，口干苦黏，或恶寒发热，舌苔黄腻，脉象滑数等脉症。

（二）虚寒证

1. 虚寒欲绝证

夫六腑气绝于外者，手足寒，上气，脚缩；五脏气绝于内者，利不禁，下甚者，手足不仁。

【译文】

六腑气机衰竭于外，就会发生手足寒冷，上气喘促，下肢挛缩；五脏气机衰竭于内，就会发生难于制止的下利，下利严重的，手足麻木不仁。

【解读】

六腑属阳，阳主卫外，以胃为本。胃阳虚衰，失于和降则为呕、哕；不能达于四末则为手足寒冷；筋脉失于温煦，故见蹠卧脚缩；同时由于上焦亦受气于中焦，胃阳的虚衰，可使上焦宗气亦随之不足，故而出现上气喘促之象。

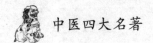

五脏属阴，阴主内守，以脾为后天之本，以肾为先天之本。脾虚失运，清气下陷，故下利不禁；久病及肾，肾阳亦衰，则下利更甚；下利太甚，阴液亦随之不足，阳不温煦，阴不濡养，则为手足麻木不仁。

本条论述呕、哕、下利三病脏腑虚绝证的病机和主要证候表现。强调了脾（胃）肾在呕、哕、利三病后期的重要作用。这里"六腑气绝于外"和"五脏气绝于内"不是分割开的两种病证，而是五脏六腑尽皆"气绝"。中医脏腑辨证的特点之一，便是脏与腑之间的表里配合关系。故此"手足寒、上气、脚缩"就不能仅理解成只是胃阳不足，而脾阳健旺；而"利不禁、手足不仁"也不能仅理解为只是肾阳虚，而胃腑、肠腑、甚至于脾的功能正常。

下利后脉绝，手足厥冷，晬（zuì）时脉还，手足温者生，脉不还者死。

**【译文】**

病人下利以后诊不到脉搏，手足厥冷，待一昼夜之内，脉搏复出，手足转温的可生还；若脉搏仍不复出的则预后不佳。

**【解读】**

本条亦见于《伤寒论·厥阴病》篇第368条。虚寒下利后脉伏不见，手足厥冷，为阳气衰竭之候，病情凶险，判断其预后的指征是若在一日之内脉气来复，手足转温，则尚有生还之望，否则预后不佳。

2. 虚寒向愈证

下利有微热而渴，脉弱者，今自愈。

【译文】

病人下利，身有轻度发热，口渴，脉象弱，其病将愈。

【解读】

本条亦见于《伤寒论·厥阴病》篇第360条。虚寒下利，症见微热、口渴，是阳气来复之兆，脉弱表明邪气亦衰而正气安，脉症合参，故知病将自愈。

发热口渴，焉知不是邪热？关键一个"微"字。发热的程度轻微，则渴必不甚，如果大热大渴，就不会是阳复，而是邪热了。邪热的脉象必数大有力，现在脉弱，邪热的论断显然不能成立，因此有充分理由预断为邪退阳复自愈之候。

## 二、治法与禁忌

（一）湿滞下利气治法

下利气者，当利其小便。

**【译文】**

病人下利而矢气的，应当用利小便的方法治疗。

**【解读】**

下利气指下利的过程中气随利失，矢气频频。中焦湿困，故大便溏泄；湿滞气阻，故腹胀窜痛，矢气则舒，故为下利气。治当用利小便法，"利小便以实大便"，分利水湿，使小便利，湿邪去，气机通畅，肠道调和，则下利已，矢气除。需要指出的是，这里利小便法可包含健脾利湿、温中利湿之意。

（二）虚寒下利治禁

下利清谷，不可攻其表，汗出必胀满。

**【译文】**

病人下利清谷，不能用解表药强发其汗，误汗则必然导致腹中胀满。

**【解读】**

本条亦见于《伤寒论·厥阴病》篇第364条。这里下利乃是泄泻，下利清谷是由脾（或脾肾）阳虚，不能腐熟，小肠受盛与大肠传导失常所致。治疗当以健脾温肾，运中化湿为法。在里虚较急的情况下，即便挟有表证，本着"急者先治"之则，当先温其里，即《脏腑经络先后病脉证》第14条："病，医下之，续得下利清

158

谷不止，身体疼痛者，急当救里，后身体疼痛，清便自调者，急当救表也。"若误攻其表，汗出阳更虚，阴寒更甚，从而又增腹部胀满之症。

下利脉沉而迟，其人面少赤，身有微热，下利清谷者，必郁冒，汗出而解，病人必微热。所以然者，其面戴防，下虚故也。

【译文】

病人下利，脉象沉而迟，面色微有红赤，身有轻度发热，泻下没有消化的水谷，必然会感觉郁闷昏冒，不仅头昏目瞀，还有郁滞烦闷的感觉；发热汗出而愈，四肢必然微有不温。这是由于面部戴阳，下元虚冷的缘故。

【解读】

本条病机与上一条相同，亦是由脾肾阳虚所致。同时由于阴寒内盛，格阳于外，而出现面红如妆，身有微热；虚阳上浮，进一步还将出现头昏目瞀，郁闷不舒之郁冒症。此时应急与通脉四逆之类回阳救逆。若误将"面少赤，身有微热"视为表证，以为可通过"汗出而解"，而妄用汗法，则势必使阳更虚，阳欲脱绝，使其人微厥。之所以禁用汗法，是因为该病的"面少赤，身有微热"是一种虚阳上浮的戴阳证，其证的根本原因在

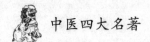

于脾肾阳虚，阴寒内盛，即所谓"下虚故也"。

## 三、证治

（一）实热证

### 1. 大肠湿热（白头翁汤证）

热利下重者，白头翁汤主之。

【译文】

湿热下利而里急后重的，用白头翁汤主治。

【解读】

本条亦见于《伤寒论·厥阴病》篇第 371 条。热利下重是其主症，下利热臭，或利下脓血色泽鲜明，里急后重，滞下不爽。或为痢下脓血，鲜紫相杂，腐臭较著，腹痛剧烈，肛门灼痛、下坠，口渴，壮热，烦躁不安，甚则昏迷痉厥，舌质红，苔黄腻，脉数等症。其病由湿热阻滞，肠腑传导失司，通降不利，并可使气血壅滞，损伤肠道脂膜血络所致。治用白头翁汤清热凉血，燥湿止利。

该证的主要脉症：下利热臭，或利下脓血色泽鲜明，里急后重，滞下不爽；或为痢下脓血，鲜紫相杂，腐臭较著，腹痛剧烈，肛门灼痛、下坠，口渴，壮热，

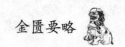

烦躁不安，甚则昏迷痉厥，舌质红，苔黄腻，脉数等。

病机：大肠湿热，气机阻滞。

治法：清热凉血，燥湿止利。

主方：白头翁汤方

白头翁二两，黄连、黄蘗、秦皮各三两。

上四味，以水七升，煮取二升，去渣，温服一升；不愈，更服。

主方分析：

方中白头翁清热凉血，止下利，解后重；秦皮、黄连、黄柏苦寒燥湿，清热解毒。诸药合用，使湿热去，热毒解，气机调达，后重自除，热利可愈。

注意事项：

（1）本方运用时白头翁当重用。

（2）本方有寒伤中气之弊，因此当中病即止。

（3）脾胃虚寒者禁用。

2. 肠腑实热（大承气汤证）

下利三部脉皆平，按之心下坚者，急下之，宜大承气汤。

【译文】

病人下利，寸关尺三部皆如平常人之脉象，用手触按心下，感到坚硬胀满，当急用下法治疗，其病即愈，

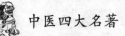

以大承气汤治疗为宜。

【解读】

三部脉皆平指寸关尺三部脉如正常人一样，而不同于虚寒下利之微弱沉细，主病非寒证。按之心下坚，指脘腹硬满疼痛，按之不减，即《腹满寒疝宿食病脉证治》第2条"病者腹满，按之……痛者为实"之谓，主病非虚证。故本条下利病机为实热积滞内停肠腑，下利以利下不爽，臭秽浊垢为特点，并一定还有舌苔黄燥等。治用大承气汤急下实积，积滞一去，则利亦自止。此即所谓"通因通用"之法。

本条下利以"心下坚"为辨证要点。然而关于心下坚，仲景尚有"阳明病，心下硬满者，不可攻之"（《伤寒论》第205条）和"按之心下满痛者，此为实也，当下之，宜大柴胡汤"（《腹满寒疝宿食病脉证治》第12条）之论。"不可攻之"之"心下硬满"是以心下痞闷不舒，按之柔软，或不软而硬，但不疼痛为特点，病在胃而不在肠，故不可攻之。大柴胡汤主治之"心下满痛"是少阳阳明同病之证，满痛位于心下而波及两胁，尚见往来寒热，郁郁微烦，呕逆较甚，脉象弦数等，故用大柴胡汤少阳阳明同治。

该证的主要脉症：下利以利下不爽，泻下之物臭秽浊垢如败卵，泻后痛减，或泻而不畅为特点，伴心下痞坚，腹胀腹痛拒按，胸脘痞闷，嗳气不欲食；或下利时发时止，发作之时，腹痛里急后重，卜痢赤白（即休息痢），舌红苔黄燥或垢浊，脉滑数有力或沉滑有力。

病机：见《痉湿暍病脉证治》篇。

注意事项：

（1）服药后，腑气得通，燥屎得下，则当停止服药，不可将余药续服。

（2）应用时当注意方中大黄与厚朴用量的比例关系。

（3）注意方中药物煎煮方法，有先煎，有后下，有烊化，只有以法煎煮，才能达到治疗目的。

（4）大肠寒结证、肾阳虚不大便者、孕妇大便难禁用。

（5）大便燥结难下，是阳明病可下证之主要依据之一，但也不是绝对的，若病人因于阳明燥结津伤，而小便不利，燥屎内结大便困难，邪热内迫而又旁流时下，形成热结旁流，大便乍难乍易；燥热熏蒸于外则潮热，熏蒸于上则眩冒；腑气不通，影响肺气不利而见喘息不得卧，则也应以本方治之。

（6）表证未解，不可过早用下，以防引邪入内。

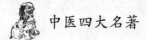

（二）虚寒证

1. 桃花汤证

下利便脓血者，桃花汤主之。

【译文】

病人下利，大便有脓血的，用桃花汤主治。

【解读】

利下脓血属痢疾的范畴，以药测证，可知本条下利证属虚寒。痢由脾阳不足，气不固摄所致；寒凝日久，气滞血瘀，络伤营腐，故见便脓血。下利特点为痢久反复不愈，时重时轻，下利清稀，有黏白冻，或紫暗血色，甚则滑泄不禁，无里急后重感，脱肛，腹部隐隐冷痛，喜温喜按，每遇饮食不当或感受寒凉则发作加重，伴食少，神疲腰酸，四肢不温，畏寒怕冷，面黄无华，舌质淡，苔薄白，脉细弱无力。治当涩肠固脱，温中散寒，方用桃花汤。

下利脓血，有湿热与虚寒之分，属湿热者，多见于初利，由湿热郁滞，热伤血络，热盛营腐所致；若是久利不止，则多因脏气虚寒，气血不固，滑脱不禁而成。

该证的主要脉症：痢久反复不愈，时重时轻，下利清稀，有黏白冻，或紫暗血色，甚则滑泄不禁，无里急后重感，脱肛，腹部隐隐冷痛，喜温喜按，伴食少，神

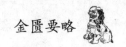

疲腰酸，四肢不温，畏寒怕冷，面黄无华，舌质淡，苔薄白，脉细弱无力。

病机：脏气虚寒，气血下陷。

治法：涩肠固脱，温中散寒。

主方：桃花汤方

赤石脂一斤（一半到、一半筛末）、干姜一两、粳米一升。

上三味，以水七升，煮米令熟，去渣，温服七合，内赤石脂末方寸匕，日三服；若一服愈，余勿服。

方中赤石脂为主药，因其色似桃花，又名桃花石，故方名为桃花汤。赤石脂其性温味甘涩而质重，擅长涩肠固脱；干姜温中暖脾，散寒和中；粳米补虚养胃和中，三药合用有温摄固脱之效。

注意事项：

本方赤石脂用法较特殊，一半煎煮，一半研末，且方后强调"内赤石脂末"冲服，是为增强涩肠固脱之效。

2. 通脉四逆汤证

下利清谷，里寒外热，汗出而厥者，通脉四逆汤主之。

【译文】

病人下利不消化食物，属里寒外热，汗出而四肢厥

165

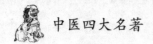

冷的，用通脉四逆汤主治。

【解读】

"里寒"是真寒，里阳大虚，阴寒内盛，不能腐熟，则"下利清谷"；"外热"是假热，乃阴盛于内，格阳于外所致，其与汗出而厥并见，厥指手足厥冷，说明其热为阳欲外脱之故。病情危重，故急用通脉四逆汤以回阳救逆。通脉四逆汤由四逆汤倍干姜组成，以加强其温经回阳之功。

该证的主要脉症：下利清谷反复发作，腹部喜暖，或兼腹痛，身热不恶寒，面红如妆，冷汗连连，手足厥冷，平素腰膝酸软，形寒畏冷，舌淡嫩，苔白润，脉微欲绝。

病机：阴盛格阳，虚阳外越。

治法：温里通阳，回阳救逆。

主方：通脉四逆汤方

附子大者一枚（生用）、干姜三两（强人可四两）、甘草二两（炙）。

上三味，以水三升，煮取一升二合，去渣，分温再服。

方中附子大辛大热，破阴壮阳而复脉；较四逆汤倍用干姜，意在借其辛温之性，守而不走，直捣中焦，发挥温中散寒而止利之效；炙甘草甘温健中益脾。三药合用，相得益彰，功专力宏，共达回阳救逆之功。

注意事项：

（1）热利便脓血者禁用。

（2）少阴真热假寒证者禁用。

3. 气利（诃梨勒散证）

气利，诃梨勒散主之。

【译文】

病人下利伴矢气的，用诃梨勒散主治。

【解读】

"气利"乃下利滑脱不禁，甚或大便不能制约，自肛门外流。下利之物不滞涩，不秽臭，腹不痛不胀，无里急后重。其病机为中气虚寒，气机下陷，不能固摄所致。治以温涩固脱，涩肠止泻，方用诃梨勒散。

该证的主要脉症：利下无度，滑脱不禁，伴四肢困乏或不温，倦怠，精神萎靡，胃脘痞满或冷痛，恶心呕吐，舌淡苔薄白，脉沉细弱或沉缓弱。

病机：中气下陷，气虚不固。

治法：温涩固脱，涩肠止泻。

主方：诃梨勒散方

诃梨勒十枚（煨）

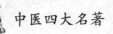

上一味，为散，粥饮和，顿服。

方中诃子煨用有涩肠固脱之效，以粥饮和服，能助益中气。

注意事项：

（1）本方意在提示后学者，如久利不止，中气必虚，当在辨证论治基础上，佐以涩肠固脱止利之品，如诃子，以治标急；但初泻则慎用，以免"闭门留寇"。

（2）方后云"粥饮和"，即指用大米或其他谷物煮成稀粥，再与药物调和服用，意在护顾胃气，因为久利必然胃气已虚。

（3）湿热下利者禁用之。

# 第十八章
# 疮痈肠痈浸淫病脉证并治

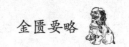

# 第一节　痈肿

## 一、痈肿初起脉证

诸浮数脉，应当发热，而反洒渐恶寒，若有痛处，当发其痈。

【译文】

凡是脉象浮数，都会有发热的症状，但病人反而感觉到像凉水洒到身上似的发冷，此时身上若有疼痛的部位，就会发生痈肿。

【解读】

浮脉主表，数脉主热。凡是诊得病人其脉象浮数的，多属于有外感表热的病证，并且应当有发热的见症。浮数之脉，一般应主表热证，但亦可主里热证。若病属于外感表热证，则病人应当有发热恶寒，并且是以发热重而恶寒轻。若里热已盛，表热未解时，亦可有浮数脉和恶寒的见证。本条所论，是病人有浮数之脉，本应发热而发热不突出，而病人反而感觉到恶寒怕冷，好似有冷水淋洒在身上，又有凉风吹在身上那样冷凉，故原文说"而反洒淅恶寒"。在这种情况下，病人虽然类似于外感表热证，但只有身体某局部发生红、肿、热、痛的，这就是发生痈肿的征兆，这是由于局部热毒壅塞，气血渐滞，营卫受阻所致。故本证应以脉浮数，而又有恶寒发热，身体局部发生红肿热痛为痈肿初起的辨证要点，切不可误以为普通的外感证。

## 二、痈肿辨脓法

师曰：诸痈肿，欲知有脓无脓，以手肿上，热者为有脓，不热者为无脓。

**【译文】**

老师说：各种痈肿，要想知道有脓无脓，用手触按在痈肿之上，感觉到很热的为有脓，感觉到不热的为无脓。

**【解读】**

本条论述从触诊的角度诊断痈肿有脓无脓。用医生的手掩盖于病人痈肿之上，感觉到痈肿处明显发热的，为有脓，没有发热的，为无脓。从痈发生的始萌到成脓，是有其发展过程的。即先有局部性气血营卫的凝涩不通，尔后出现红肿热痛，恶寒发热。此时处于邪正交争之际，若正胜邪却，或治疗及时，则凝涩畅通而肿痛可消。若正不胜邪，或邪正抗争，则恶寒发热，局部红肿热痛不减，说明热毒壅结已盛，进而肉腐脓成。正如《灵枢·痈疽》篇说："大热不止，热胜则肉腐，肉腐则为脓"。故用手掩盖于痈肿之上，有明显发热者，说明热毒壅聚，为有脓；不热者，热毒未聚，故无脓。

在临床上，若单凭触及痈肿发热与否作为有脓无脓的诊断是不够的，还应当结合病人的发病及病程，局部痈肿的色泽及软硬等情况综合分析，甚或可用空针从痈肿内部直接穿刺取样更为确切。一般情况下，痈肿初起，病人有全身发热，局部红肿热痛，此时痈肿痛甚，按之较坚硬。若经过寒战发热，痛剧之后，局部红肿稍退，疼痛明显减轻，痈肿顶部变软，甚或顶端已透脓变白，此即脓已成之确兆，此时即可排脓托毒，或进行手术治疗。

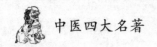

# 第二节 肠痈

## 一、脓未成证治（大黄牡丹汤证）

肠痈者，少腹肿痞，按之即痛如淋，小便自调，时时发热，自汗出，后恶寒。其脉迟紧者，脓未成，可下之，当有血。脉洪数者，脓已成，不可下也。大黄牡丹汤主之。

【译文】

患肠痈的病人，少腹部肿胀而痞满，用手按压肿处，病人感到如像患淋病那样刺痛，但小便却和平常一样正常。时时发热，自汗出，又复畏寒怕冷。若脉迟紧的，是脓未成，可以用下法治疗，以大黄牡丹汤主治。服药后，大便应当下污血。若脉象洪数的，为肠痈已经成脓，就不能用下法了。

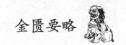

**【解读】**

患肠痈的病人，其少腹阑门部位出现了突起的包块，有形之痈肿阻碍于肠中，病人有痞塞不通的感觉，此为热毒内聚，营血瘀结肠中所致。肠痈已经形成，不按固然痛，按之则有如淋病那样刺痛。虽然按压肠痈部时，可牵引至前阴痛如淋，但并不是真有淋病，故仲景在此补述"小便自调"一句，以便与淋病相鉴别。其病变在阳明肠腑，不在少阴肾和膀胱，故小便自调。肠内有痈肿，营血凝滞，卫气受阻，则时时发热。实热熏蒸，营卫失调，迫津外泄，故自汗出。患肠痈病之初，有类似于外感的恶寒见症，病至大热肉腐成脓之际，由于正胜邪实，邪正相争，此时又出现恶寒，甚或可有高热寒战出现，此与肺痈酿脓期"时时振寒"的意义相同。肠痈未成脓之时，由于局部的营血为邪气所遏，热伏血瘀蕴结不通，其脉象多为迟紧，是邪与血结而脓尚未成。此时在治疗上，应当急用攻下法，以泄热解毒，破血消痈，务必使痈肿消散，而污血从大便泄出。用大黄牡丹汤主治以泄热解毒，破血消痈，当有血。但若肠痈到了酿脓期之后，脉象由迟紧变为洪数，此乃热毒瘀积，实热蕴结，血腐肉败，肠痈已成脓。此时治法应当以清热解毒，排脓生肌为主。可用薏苡仁、败酱草、银

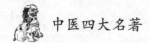

花、鱼腥草、当归、白及、桔梗之类为宜。对于破血攻逐之品应当慎用，否则有可能导致痈脓未尽而出血不止，正气亏损的后果。

该证的主要脉症：右少腹肿痛拒按，或有反跳痛，按之痛状如淋痛或刺痛，伴脘闷，不欲饮食，恶心，大便秘结，小便黄赤，时时发热，自汗出，恶寒，舌红苔黄，脉迟紧或弦数、滑数。其审证要点是右少腹疼痛而拒按。

病机：热毒聚肠，瘀热内结。

治法：泄热解毒，逐瘀攻下。

主方：大黄牡丹汤方

大黄四两、牡丹一两、桃仁五十个、瓜子半升、芒硝三合。

上五味，以水六升，煮取一升，去渣，内芒硝，再煎沸，顿服之，有脓当下；如无脓，当下血。

方中大黄苦寒，清泻肠中热毒，攻逐肠中瘀腐，使肠中热毒、热腐、热瘀从便而出。牡丹皮辛苦寒，辛以散血中之郁热，苦以泻血中之瘀血，寒以清血中之邪热，与大黄相用，泻热凉血，散瘀消肿，通经止痛。桃仁（五十个，约20克）破血散瘀，下瘀而利于生新，与牡丹皮相用，和畅血脉而破瘀血；与大黄相用，破瘀而洁净腑气。冬瓜子（半升约15克）清利大肠而排脓解毒，散瘀结而下浊物，为治肠痈之要药。芒硝咸寒，泻瘀热之邪，软热瘀之结，散热瘀之搏，与大黄相用，以荡涤肠中之瘀热，并排脓于下。诸药相伍，以奏其功。

注意事项：

（1）若脉洪数，乃热毒壅积致血腐肉败，脓已成熟，故当慎用攻下。

（2）本方之大黄与他药同煎，后下芒硝，以取大黄苦寒清热及活血化瘀之功。

（3）凡重病急性化脓性或坏疽性阑尾炎、阑尾炎合并腹膜炎、婴儿急性阑尾炎、妊娠阑尾炎合并弥漫性腹膜炎、阑尾寄生虫病等，均不宜用本方。

（4）老者、孕妇、体弱者，宜慎用。

## 二、脓已成证治（薏苡附子败酱散证）

肠痈之为病，其身甲错，腹皮急，按之濡，如肿状，腹无积聚，身无热，脉数，此为肠内有痈脓，薏苡附子败散主之。

【译文】

患肠痈的病人，其身上皮肤粗糙，似如鳞甲。腹部

177

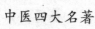

皮肤紧张，但用手按之是濡软的，用力按压又有肿胀之状，而腹中并无积聚硬块，身不发热，脉象数，这是肠内有痈肿，用薏苡附子败酱散主治。

**【解读】**

肠痈患者失治或误治，以致热毒结聚，肉腐化脓，内耗营血，不能营养肌肤，而见"其身甲错"。气血郁结，影响腹部气机，故其局部表现为按之腹皮紧张拘急，但内有脓肿而非"积聚"，故按之濡软如肿状，而非坚硬。由于肠痈日久，正气已虚，且热毒聚于局部，故全身发热不明显，脉虽数而无力。肠痈正气渐虚，阳气不足，而痈脓未除，病属阴证虚证，并非热毒壅盛阶段，故用薏苡附子败酱散以排脓解毒，通阳散结。

方后医嘱顿服，意在集中药力，速攻其疾，使痈脓极早排除，以杜绝滋蔓之害。服药后"小便当下"，是因痈脓向愈，营卫气血畅通，膀胱气化复常，则小便复通。说明患肠痈过程中，对小便的通利有影响，肠痈告愈，则小便亦复正常。

该证的主要脉症：肌肤粗糙如鳞甲，腹皮紧张，但按之濡软不硬，发热不明显，脉数无力。

病机：热毒内郁，化腐成脓，阳气不振。

治法：排脓消痈，清热解毒，通阳散结。

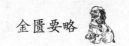

主方：薏苡附子败酱散方

薏苡仁十分、附子二分、败酱五分。

上三味，杵为末，取方寸匕，以水二升，煎减半，顿服，小便当下。

方中重用薏苡仁消肿毒，利血气，涤湿邪，排痈脓，理气机，使湿毒从下而去，为疗肠痈之要药。败酱草排脓破血，祛瘀止痛，为解大肠痈毒之要药，与薏苡仁同用，共奏排脓解毒之功。轻用附子辛热破滞，振奋阳气以散结，并防脓液溃破，阳气内陷。三者相伍，寒热共用，既排脓解毒而不致寒凉太过更阻气机；又通阳散结而不致太过温燥更伤阴血。

注意事项：

（1）本方适宜于肠痈日久，内已成脓，且阳气不足者。

（2）临床有时也会见到肠痈脓已成患者伴发热，但一般非高热，需结合上述症状综合考虑，不能仅凭身发热就认为肠痈脓未成。

（3）若肠痈已化脓，而阳气未虚，见脉数有力者，则用《备急千金要方》肠痈方（薏苡仁、牡丹皮、桃仁、冬瓜仁）加败酱草为宜。

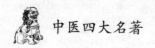

# 第三节　金疮

## 一、脉证

问曰：寸口脉浮微而涩，法当亡血，若汗出。设不汗者云何？答曰：若身有疮，被刀斧所伤，亡血故也。

**【译文】**

问道：寸口脉象浮弱而涩，应当是亡血或汗出，如果不汗出，是什么原因呢？答道："如果身上有金创，是被刀斧所伤而失血的缘故。"

**【解读】**

这里的"寸口"应是指两手寸关尺三部脉而言，因创伤性的失血过多，可使全身津血受到影响。寸口脉微为阳气虚弱，脉涩为津血亏耗，脉浮为阴血虚少，阳气不能内守而虚浮。其脉浮微而兼涩，按一般规律，应当是亡血伤津，或者汗出过多所致。所以说，寸口脉浮微而涩，法当亡血，或若汗出。因为汗血同源，故《内经》说"夺血者无汗，夺汗者无血"。造成失血的原因很多，凡因吐衄下血、崩漏、汗出太过等都可导致津血亡失。设若病人没有这些常见的亡血汗出病史，但病人身上受了创伤，被刀斧等利器所伤，并有失血情况，这就是因为创伤亡血过多的缘故，所以脉虽浮而不因汗出所致。

## 二、证治

（一）血脉瘀阻（王不留行散证）

病金疮，王不留行散主之。

【译文】

因金刃利器所伤者，用王不留行散主治。

【解读】

金疮者，即首篇所说的"金刃"所伤的外科疾患。由创伤导致皮肉筋骨损伤，使皮肉破损，血脉瘀阻，影响到营卫气血畅通。故对外伤疾患治疗，应以活血止血，消肿定痛，续筋接骨为主。王不留行散即具有这些功效，为治疗金创外伤的专方。产后与外伤都有瘀血，

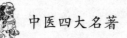

故说产后亦可用本方，是为异病同治法。

该证的主要脉症：有刀斧等金属器械创伤史，症见局部有伤口不愈合，疼痛，入夜发热，患处多伴有渗出，舌脉或正常，或见舌质偏黯，脉细。

病机：经脉肌肤创伤，局部气血瘀阻。

治法：消瘀止血镇痛。

主方：王不留行散方

王不留行十分（八月八日采）、蒴藋细叶十分（七月七日采）、桑东南根（白皮）十分（三月三日采）、甘草十八分、川椒三分（除目及闭口，去汗）、黄芩二分、干姜二分、芍药二分、厚朴二分。

上九味，桑根皮以上三味烧灰存性，勿令灰过；各别杵筛，合治之为散，服方寸匕。小疮即粉之，大疮但服之，产后亦可服。如风寒，桑东根勿取之。前三物皆阴干百日。

方中王不留行祛瘀活血，"主金疮，止血逐痛"（《神农本草经》），故为本方主药；蒴藋（shuòdiào）行血通经，消瘀化凝；桑白皮续绝脉、愈伤口；三味烧灰存性，取人血止血之意；黄芩、芍药清血热；川椒、干姜、厚朴温运血脉，利气行滞；甘草补中生肌，调和诸药。此寒温相配，气血兼顾，外用内服皆可。

182

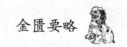

注意事项：

（1）在使用时，局部损伤较小的，用粉剂外用以止血定痛即可；若损伤较大，出血较多，又当以内服为主，收效更好。

（2）桑白皮性寒凉，若外感风寒，只宜宣透疏散，不宜寒凉收敛，故如兼外感风寒，当去桑白皮。

（二）金疮成脓（排脓散证）

排脓散方：枳实十六枚、芍药六分、桔梗二分。

【译文】

排脓散方由枳实十六枚、芍药六分、桔梗二分组成。

【解读】

本方证为热毒瘀滞，聚于一处，气血不通，热郁血瘀，蒸腐血肉，脓将成未成，热毒较盛之证。故治用本方排脓化毒。盖气行则血行，血行则脓不留；养血则生肌，新肉生则腐肉去。腐去脓消，疮痈自愈。

该证的主要脉症：以药测证，本方当见受金刃外伤后，患处成脓，红、肿、热、痛，按之波动感，舌红苔黄，脉滑数或弦数。

病机：气血郁滞，肉腐成脓。

治法：解毒排脓，行气活血。

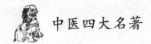

主方：排脓散方

枳实十六枚、芍药六分、桔梗三分。

上三味，杵为散，取鸡子黄一枚，以药散与鸡黄相等，揉和令相得，饮和服之，日一服。

方中枳实行气导滞为君，《神农本草经》谓其有"长肌肉"之功；臣以芍药养血活血；佐以桔梗利气排脓；更加鸡子黄益脾养血。全方以行气活血为主，兼可养血生肌。盖气行则血活，血行则脓消；养血则生肌，新肉生则腐肉去，腐去脓消，疮痈自愈。观其用药，乃枳实芍药散加桔梗所成。枳实芍药散主治产后腹痛，方后又云"并主痈脓"，可知本方确能用于各种痈脓之证。

注意事项：

（1）方中芍药之运用，脓成未溃，脉滑数，属瘀热较盛，可用赤芍以凉血化瘀；如初溃或溃后，脉虚数，属血虚血热较盛，可用白芍以养血滋阴。

（2）本方既治在外之金疮，又治内有痈脓者，但需注意若为胃中有痈脓，导致胃失和降而呕吐脓血者，不可见呕止呕，当因势利导，先治痈脓，促脓排出。

（三）脓毒兼营卫失和（排脓汤证）

排脓汤方：甘草二两、桔梗三两、生姜一两、大枣

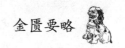

十枚。

**【译文】**

排脓汤由甘草二两、桔梗三两、生姜一两、大枣十枚组成。

**【解读】**

排脓汤即肺痿肺痈篇中的桔梗汤加生姜、大枣而成，桔梗为主药，用量为三两。方中甘草、桔梗排脓解毒，生姜、大枣健中和营。本方辛甘健中和营而不燥热，是解毒排脓、安中和营的有效方剂。

该证的主要脉症：以药测证，本证以肺痈、喉痈、喉痹，脓成初溃，咯吐脓血腥臭，或咯血，恶寒身热，烦渴喜饮，舌质微红，苔白薄或黄薄，脉数为主要脉症。

病机：热毒壅内，兼营卫失和。

治法：清热解毒，消肿排脓，兼以调和营卫。

主方：排脓汤方

甘草二两、桔梗三两、生姜一两、大枣十枚。

上四味，以水三升，煮取一升，温服五合，日再服。

方中桔梗，甄权谓可"消聚痰涎"，《大明本草》谓可"排脓"，《本草求真》又说是"开提肺气之圣

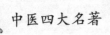

药"，可见桔梗长于入肺消痰排脓；臣以甘草解毒除热，配合桔梗以奏排脓消肿解毒之效；佐以生姜、大枣调和营卫。四药合用，对于上部痈脓，微有寒热者，较为适宜。

本方乃桔梗汤加生姜、大枣而成。桔梗汤主治肺痈"咽干不渴，时出浊唾腥臭，久久吐脓如米粥者"。《伤寒论》又以之治少阴病咽痛。可知甘草、桔梗合用，确有疗咽痛、排痈脓之效。

注意事项：

（1）桔梗汤中甘草之用量倍于桔梗，而本方桔梗之用量大于甘草，因此使用本方时桔梗可重用至 20 ~ 30 克。

（2）桔梗功用，善于治痈脓，热证可以用之，如桔梗汤治疗肺热痈脓证，排脓散治疗胃热痈脓证是也；寒证也可用之，如排脓汤是也。于此必须明确，热证者当伍以寒药，寒证者当伍以热药，必须针对病证而用药，再适当地配伍桔梗，方可收到预期治疗目的。

（3）胃热痈脓证者慎用。

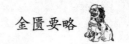

# 第四节　浸淫疮

## 一、预后

浸淫疮，徒口流向四肢者，可治；徒四肢流来入口者，不可治。

【译文】

浸淫疮这种病，从口部向四肢蔓延的可治，从四肢向口部蔓延的不易治。

【解读】

本条是从浸淫疮发病部位的先后和发病的趋势辨其预后。后世医家对浸淫疮的认识有所不同，有认为是脱疽游丹、癞疬、棉花疮、杨梅疮、湿疹、神经性皮炎等，这些病与原文所述均不相符。而余无言认为是"脓疱疮"，或称"浸淫疮即黄水疮"（《金匮要略译释》），以及曹家达认为其病因是"湿热兼毒"等认识较为确切。亦即现代皮肤病学所称的脓疱疮，是因化脓性球菌感染所致的皮肤病。巢元方谓："浸淫疮是心家有风热"（《诸病源候论》），说明浸淫疮是因湿热火毒所生，逐渐弥蔓全身，尔后被溃成脓的皮肤病。

## 二、证治（黄连粉证）

浸淫疮，黄连粉主之。方未见。

**【译文】**

患浸淫疮，用黄连粉主治。

**【解读】**

浸淫疮是由于湿热火毒为患的一种皮肤病，其流布浸淫力极强。治以清热泻火，燥湿解毒，外治为主，黄连粉主治。黄连粉方虽未见，但本方以黄连为主药是无疑的。黄连味苦寒，清热泻火，燥湿解毒，故用黄连粉主治，则浸淫疮可愈。

该证的主要脉症：浸淫疮为一种皮肤病，初起如疥，病灶范围很小，先痒后痛，伴有黄色分泌物。由于分泌物浸淫皮肤，逐渐扩大，遍布全身。舌质红，苔黄腻，脉无定体。

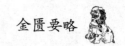

病机：湿热内蕴，郁于肌肤。

治法：清热燥湿，解毒止痒。

主方：黄连粉方

药物组成：黄连粉方未见，古代注家多认为即黄连一味。为粉外敷之，甚者亦可内服之。

以黄连一味，苦以燥湿，寒以清热解毒。

注意事项：

（1）本方外用当以粉外敷，切不可以黄连煎水浸泡或外洗患处，若用水剂外洗或浸泡，则分泌物随水四布，更加扩大病变范围，加重病情。

（2）一般用法：将黄连研粉外用时，把酒精（75%）与黄连粉浸泡后，取汁涂于患处，有一定的治疗效果。

（3）气血虚弱及阴疽者慎用。

# 第十九章
# 趺蹶手指臂肿转筋阴狐疝蛔虫病脉证治

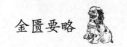

# 第一节 跌蹶

师曰：病跌蹶，其人但能前，不能却，刺腨（chuǎi）入二寸，此太阳经伤也。

**【译文】**

老师：患跌蹶的病人，其人只能向前行走，而不能往后退，这是太阳经伤的缘故。治疗时，针刺小腿肚穴位，进针深二寸。

**【解读】**

《说文》："腨，腓肠也。"即指小腿肚，刺腨是指针刺小腿肚的穴位。足太阳经脉，行身之后及腨中，下贯腨内，出外踝之后，至于足小趾端外侧。由于足太阳经脉受伤，经气不行，筋脉失养，故足背强直，活动不利。故治疗当取足太阳经脉，针刺腨部穴位，以调其经气，舒缓筋脉。

跌蹶这种病证，患者表现为足背强直，后跟不能落地，只能向前走，而不能往后退，这是因为寒湿滞于下，伤及足太阳经脉的缘故。寒性收引、凝滞，湿性重浊、粘腻、易趋于下。人身足三阳经脉，太阳行身之后。今太阳经脉为寒温所伤，则筋脉缩急不柔，牵引不利，故出现上述症状。太阳经脉下贯小肠肚内，出外踝之后，至小腿之外侧，因此太阳经脉损伤所致的跌蹶病症，治宜针刺小腿部合阳、承山等穴以泻寒湿，舒缓筋脉，从而使气血相贯通利，其病可愈、针刺的深度可达二寸。但临床上小腿部的腧穴一般刺入八分至一寸即可，不必拘泥于二寸。

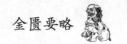

# 第二节 手指臂肿
# （藜芦甘草汤证）

病人常以手指臂肿动，此人身体瞤（rún）瞤者，藜芦甘草汤主之。

**【译文】**

病人时常发生手指及臂部肿胀抖动，且身体肌肉也有牵引跳动的，用藜芦甘草汤主治。

**【解读】**

手指臂肿动是一种手指臂部关节肿胀，并作振颤，身体肌肉也发生抽动的病证。因风痰阻于经络所致。风痰在膈，攻走流窜，凝滞关节则肿胀；风邪袭伤经络，则身体肌肉抽动。

该证的主要脉症：手指臂部关节肿胀，并作振颤，身体肌肉也发生抽动，伴时时吐浊痰，胸闷气紧等，舌淡苔白腻，脉弦滑。

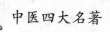

病机：风痰阻于经络。

治法：涌吐风痰，和胃安中。

主方：藜芦甘草汤方（未见）

主方分析：藜芦甘草汤方虽未见，但从二药的功效推测，藜芦辛寒大毒，可涌吐胸膈间久积风痰；甘草和中安胃，并制藜芦之毒。故本方属于风痰涌吐剂，令风痰去则诸症自愈。

注意事项：

（1）本方服后当有大量排出浊痰的表现，此为风痰外泄之征，为病向愈。

（2）本方祛邪，当中病即止，见诸症好转，则换用一般祛风痰之品善后。

（3）临床运用，因藜芦有毒，常用其他祛痰药代替，如胆星、半夏等，若确定使用藜芦，则用量不宜太大，一般6～10克，而甘草用量当大于藜芦，一般10～15克，方可制藜芦之毒。

（4）若出现瞑眩、心率减慢或呼吸不畅甚抑制等，乃藜芦中毒现象，必须立即停用；若症状严重者，当结合现代医学手段进行抢救。

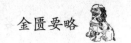

# 第三节　转筋（鸡屎白散证）

转筋之为病，其人臂脚直，脉上下行，微弦。转筋入腹者，鸡屎白散主之。

**【译文】**

转筋这种病，病人的上臂或下肢强直，不能屈伸，脉象强直而有力，或见微弦，转筋痛连腹部的，用鸡屎白散主治。

**【解读】**

转筋，俗称抽筋，是一种四肢筋脉拘挛，牵引作痛的病证。症见臂（上肢）脚（下肢）强直，不能屈伸。转筋的部位，一般多发于下肢，由于足厥阴肝经循股阴，抵少腹，故转筋之甚者，病邪可循经入腹，出现筋脉挛急，严重时可从两腿内侧牵引小腹作痛，称为转筋入腹。其脉上下行而微弦，即劲急强直，全无柔和的脉象，与痉病的主脉"直上下行"相同。治用鸡屎白散，以药测证，可知本条所论转筋，是由于湿浊化热伤阴，筋脉失养所致。法宜渗泻湿浊，清热存阴。方用鸡屎白散。

该证的主要脉症：肌肉抽搐，四肢劲急强直，两腿牵引疼痛，不能屈伸，甚则牵引少腹作痛，或时有手足心热，口干口苦，烦躁，舌红少苔或薄黄少津，脉象弦数有力或细数。

病机：湿浊化热伤阴，筋脉失养。

治法：化湿缓急，清热存阴。

主方：鸡屎白散方

鸡屎白

上一味，属散，取方寸匕，以水六合，和，温服。

鸡屎白（《素问》作鸡矢）性寒下气，《神农本草经》谓："主转筋，利小便"，功专泄热以存阴，益阴以和脉，和脉而缓急，利小便以祛湿，湿去则筋脉柔和，药虽一味，可以达化湿缓急、清热存阴之效。

鸡屎白即鸡粪中之灰白色部分，将其选出焙干，研为细末备用。服时用黄酒冲服（黄酒 2 两为引，日服 2 次）。对牙关紧闭不能下咽者，可做保留灌肠，亦可收到同样效果。小儿可酌情减量；成人此量不能控制病情时，可加倍应用。此药无副作用，亦无特殊恶臭气味，为一般人所易于接受。药源易找，疗程短，疗效高。

注意事项：

（1）本方多做散剂，晒干后研木，无特殊臭味，较易为患者接受；若为汤剂，因为鸡屎白为鸡粪中成分，一般患者不易接受。

（2）服用时，常以酒冲服，以助行药力。

（3）鸡屎白性寒凉，对虚寒性霍乱转筋等病证当慎用。

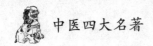

# 第四节　阴狐疝（蜘蛛散证）

阴狐疝气者，偏有小大，时时上下，蜘蛛散主之。

【译文】

阴狐疝气这种病，阴囊一边小，一边大，时上时下，用蜘蛛散主治。

【解读】

阴狐疝气，简称狐疝，是一种阴囊偏大偏小，时上时下的病证。这种疝气，每卧时缩入腹中，起立、行走或咳嗽用力时，则坠入阴囊，偏坠于一侧，则该侧大而对侧小。其轻者仅有坠胀感，严重者由阴囊牵引少腹剧痛。肝经循阴股，环阴器，抵少腹，寒湿之邪结于肝经则成此证。治当以辛温通利。方用蜘蛛散。

该证的主要脉症：阴囊一边小，一边大，时上时下，卧则入腹，立则下囊中，阴冷胀痛，痛引少腹，或伴恶寒发热，微汗，舌淡苔薄白，脉弦迟或浮紧。

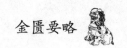

病机：风寒侵袭，寒凝肝经。

治法：辛温通利。

主方：蜘蛛散方

蜘蛛十四枚（熬焦）、桂枝半两。

上二味，属散，取八分一匕，饮和服，日再服。蜜丸亦可。

蜘蛛善于破结利气，配桂枝辛温，能散肝经寒气。因本证有轻重，故治有缓急。病急用散，势缓者宜丸，故方后注云：蜜丸亦可。

注意事项：

（1）蜘蛛有毒，用之宜慎。临证使用何种蜘蛛为宜？近人提出宜用大黑蜘蛛，而不可用花蜘蛛。

（2）本方证有属肠下坠阴囊，若长期下坠不能入腹者，单纯药物治疗效果缓慢或不佳，必要时当配合手术治疗。

# 第五节　蚘虫

## 一、脉证

问曰：病腹痛有虫，其脉何以别之？师曰：腹中痛，其脉当沉若弦，反洪大，故有蚘虫。

**【译文】**

问道：病人腹痛有虫，其脉象何以鉴别呢？老师答道：腹痛因于寒者，其脉应当沉而兼弦，如果反呈洪大脉，是有蛔虫。

**【解读】**

腹痛是蛔虫病的主要症状，但腹痛一症，可见于多种疾病中，故须加以鉴别。一般来说，腹痛如因里寒所致，其脉当沉或弦，今脉反见洪大，而又无热象，脉症不符，故曰反。此乃蛔虫扰动，气机逆乱之象，为诊断

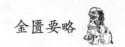

蛔虫病的依据之一。

蛔虫病的诊断单凭脉象是不够的，还必须结合其他症状，如平时心腹疼痛，常口吐清涎，白睛有蓝色斑点，面部有白斑，鼻孔瘙痒，睡中齘（xiè）齿，喜嗜异物，甚至有吐蛔，肛门作痒，大便下虫或化验有蛔虫卵等。

## 二、证治（甘草粉蜜汤证）

蚘虫之为病，令人吐涎，心痛发作有时，毒药不止，甘草粉蜜汤主之。

**【译文】**

蛔虫病的症状，令人吐涎，心腹部疼痛，时作时止。经用杀虫药无效时，用甘草粉蜜汤主治。

**【解读】**

吐涎为口吐清水，《灵枢·口问》篇曰："虫动则胃缓，胃缓则廉泉开，故涎下。"心痛是指上腹部疼痛，虫动则疼痛发作，静则痛止，故曰：发作有时。这是蛔虫病心腹痛的特点。毒药不止，是说蛔虫病已用过一般杀虫药而未取得疗效，所以改用安蛔和胃之剂，以缓解疼痛，待病势缓和后，再用杀虫药治疗。

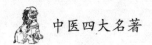

该证的主要脉症：蛔虫内扰，脘腹疼痛，时作时止，痛甚则吐清水，舌淡红苔薄白，或舌边尖有虫斑，脉紧或沉迟。

病机：中气虚寒，蛔虫内生。

治法：和中止痛，诱杀蛔虫。

主方：甘草粉蜜汤方

甘草二两、粉一两、蜜四两。

上三味，以水三升，先煮甘草，取二升，去渣，内粉、蜜，搅令和，煎如薄粥，温服一升，瘥即止。

甘草粉蜜汤中甘草缓急而止痛，味甘而诱虫以动；蜜甘缓而益中，与甘草相用，以使虫体得甘而食之。关于本方所用之"粉"，注家有米粉、铅粉两种不同见解。因铅粉有毒，且方后注云"煎如薄粥"，故"粉"当为米粉。临床应用，可视具体病情而定。一般安蛔用米粉，取"甘以缓之"之意，养胃安蛔；若诱杀蛔虫常用铅粉。铅粉与甘草、蜜相用，以甘草、蜜诱虫，以铅粉杀虫；三者相互为用，以奏和中止痛、诱杀蛔虫之效。

注意事项：

（1）铅粉有毒，用时宜慎，若虫体得下，即当停止服用。

（2）使用本方时，要注意蜜、甘草、粉的用量之比为 4 : 2 : 1，根据前人经验，铅粉用量当控制在 3 克以内为宜，甘草用量可适当加大至 9～15 克，白蜜 10～30 克。

（3）本方之煎服法，当先煎甘草取汁去渣，再下铅粉、白蜜，再合煎 10 分钟左右，空腹一次温服，不可一日再服；若无效，隔日再服。

（4）蛔虫已出后，当继用调理脾胃之法善其后。

# 第二十章
# 妇人妊娠病脉证并治

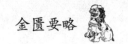

# 第一节 妊娠的诊断与调治
# （桂枝汤证）

师曰：妇人得平脉，除脉小弱，其人渴，不能食，无寒热，名妊娠，桂枝汤主之。方见下利中。于法六十日当有此证，设有医治逆者，却一月加吐下者，则绝之。

**【译文】**

老师说：妇人有平和无病的脉象，且尺脉比较小而软弱，呕不能食，但不恶寒发热，这是怀孕，治疗用桂枝汤。按一般妊娠的规律，在六十日内当有上述脉证出现，假设治疗不当，如在一个月的时候加有吐泻的现象，则应停药。

**【解读】**

已婚育龄期妇女，停经以后，诊得平和无病之脉，唯尺部略显弱象，并见口渴、不能食等症，而无外感寒热的表现，这是妊娠的反应，即《素问·腹中论》篇所谓"身有病而无邪脉也"。由于妊娠两个月左右，胎元初结，经血渐蓄，归胞养胎，胎气不盛，所以阴脉小弱。孕后经血不泻，冲脉之气较盛，可引起孕妇体内的阴阳气血一时失调。若素体胃气虚弱，逢冲脉之气上逆，遂致脾胃失和，故不能食。胃气上逆，则呕逆。故尤怡在"其人渴"之后云"一作呕亦通"。阴血不足，血失濡养，亦可口渴。此为妊娠早期胃气虚弱，阴阳失调的表现，故用桂枝汤调阴阳，和脾胃，平冲逆，则诸症可除。本条所描述的妊娠反应，后世又称作"恶阻"，但若症状不重，则可不必服药；若症状较重，则可用后面妊娠恶阻治疗方药。

因妊娠反应多出现在怀孕6～10周之间，故原文说："于法六十日当有此证。"在此期间给予恰当的治疗和调护，反应便可逐渐消失。如果诊疗失误，在妊娠三月时，妄施吐、下法者，应暂停服药，以饮食调养为主；或随证治之，以绝其病根；若误治损伤了胎元，则可能导致胎动，甚至堕胎。故曰"则绝之"。

该证的主要脉症：妊娠早期不能食，口渴但饮水不

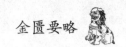

多，或恶心呕吐，神疲体倦，舌淡红、苔薄白润，脉象滑利和缓。

病机：胃气虚弱，阴阳失调。

治法：调阴阳，和脾胃，平冲逆。

主方：桂枝汤方

桂枝三两、芍药三两、生姜三两、甘草（炙）二两、大枣十二枚。

方中桂枝辛温，温经通阳，疏风散寒；芍药酸苦微寒，敛阴和营，二者等量相配，一辛一酸，一散一敛，一开一合，于和营中有调卫散邪之功，调和营卫。因脾胃为营卫生化之本，故又用生姜、大枣益脾和胃；炙甘草补中气且调和诸药，与桂枝、生姜等辛味药相合，辛甘化阳，可增强温阳之力；与芍药等酸味药相配，酸甘化阴，能增强益阴之力。诸药相伍，不仅能外调营卫，而且内和脾胃，滋阴和阳。外证得之，解肌祛邪；内证得之，调脾胃，和阴阳。

注意事项：

（1）使用本方时，当注意桂枝与芍药的用量比例为1:1。

（2）一服后若病解，则不必尽服。

（3）服桂枝汤后"饮热粥"，助益胃气。

（4）药后当"禁生冷、黏滑、肉面、五辛、酒酪、臭恶等物"，以防损伤胃气，变生他证，这些实与西医学中的淡食、素食等法相似。

（5）药后可有微汗，但不可大汗，以防伤阴损阳。

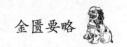

# 第二节　胎症的鉴别与治疗
## （桂枝茯苓丸证）

妇人宿有症病，经断未及三月，而得漏下不止，胎动在脐上者，为症痼害。妊娠六月动者，前三月经水利时，胎也。下血者，后断三月也。所以血不止者，其症不去故也，肯下其症，桂枝茯苓丸主之。

【译文】

妇人素有症积之病，月经停止不到三月，又下血淋漓不止，觉得胎动在脐上，这是症病为害。怀孕六个月时发现胎动，且在受孕前三个月月经正常，这是胎。停经前月经失调，时有下血，停经后三月又下紫黑晦暗的瘀血。其所以下血不止，是症病未除的缘故，应当去其症病，用桂枝茯苓丸主治。

【解读】

本条可分为三段理解，第一段为："妇人宿有症病"

213

至"为症痼害"，此段描述妇女素有症病史，停经不到三个月，漏下不止，并觉脐上似有胎动。其实这不是真正胎动，而是症积作祟，故曰"为症痼害"。

第二段从"妊娠六月动者"至"后断三月也"，乃属插笔，指出正常妊娠的特点，一般胎动俱在怀孕 18～20 周出现，而且此时胎动部位在脐下，不在脐上。如果怀孕六个月感觉胎动，停经前三个月，月经通利，期、色、质、量均正常，受孕后胞宫亦按月增大，按之柔软不痛，这才确属胎孕。若前三个月，经水异常，后三个月又经闭不行，胞宫也未按月增大，复见漏下不止，这是瘕瘤造成的。

第三段即条文最后部分，继述症病下血的治疗。宿有症积，血瘀气滞，所以经水异常，渐至经停。瘀血内阻，血不归经，又可漏下不止。此时瘕积不去，漏下难止，故当消瘀化症，使瘀去血止，当用桂枝茯苓丸治疗。

该证的主要脉症：素有症病史，常见小腹疼痛，或有包块；经行异常，闭经数月又漏下不止；停经不到三个月，便觉脐上有跳动感，但胞宫未按月增大；舌质紫暗或边尖有瘀点，脉涩。

病机：宿有症积，血瘀湿滞。

治法：活血化瘀，兼渗水湿，缓消瘕瘕。

主方：桂枝茯苓丸方

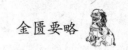

桂枝、茯苓、牡丹（去心）、桃仁（去皮尖，熬）、芍药各等分。

上五味，末之，炼蜜和丸，如兔屎大，每日食前服一丸。不知，加至三丸。

方中桂枝、芍药通调血脉，牡丹皮、桃仁活血化瘀，茯苓渗湿利水。本方体现了治血兼治水（湿）的治法特点。既曰症病，便知为痼疾，瘀积日久，往往阻遏气机，妨碍津液代谢，由此继发水湿停聚，所以本书《水气病脉证并治》篇有"血分"之称。

故治疗时不仅要活血化瘀，还应兼以渗利水湿。临床治疗瘕积痼疾时，尤当注意。

从本方制剂特点与服药剂量可知，治疗症瘕痼疾，宜用丸剂缓消。因症积为有形痼疾，短期难除。若用汤剂，既恐药力偏急，久服伤正，又虑服之不便，难以坚持，故宜选择丸剂。

注意事项：

（1）方后注指出的服药量，提示本方用于症病漏下不止时，药量宜轻，以免量大力猛，导致崩中，因本方毕竟属于化瘀消症之剂。

（2）需注意中病即止，不可过服，以免耗伤气血。

（3）肾虚妊娠下血者禁用。

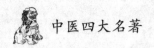

# 第三节 证治

## 一、腹痛

（一）阳虚寒盛（附子汤证）

妇人怀娠六七月，脉弦发热，其胎愈胀，腹痛恶寒者，少腹如扇，所以然者，子脏开故也，当以附子汤温其脏。方未见。

**【译文】**

妇人怀孕六七个月时，出现脉弦、发热、胎气更胀，小腹疼痛而寒冷，如扇冷风入腹之状，其所以如此，是由于子脏开的缘故，当用附子汤温暖其子脏。

**【解读】**

妊娠六七月时，出现脉弦发热，胎胀愈加明显，腹痛恶寒，少腹阵阵作冷，有如风吹的感觉，这是肾阳亏虚，阴寒内盛所致。阳虚阴盛，寒凝气滞，所以其胎愈胀、腹痛。肾阳虚不能温煦，胞宫失于温摄，故恶寒少腹如扇。该脉弦为虚寒之征。此发热与一派阴寒之象并见，显然既非外感，亦不是真热，而是虚阳外浮的假热。故用附子汤温阳散寒，暖宫安胎。

附子被后世医家列为妊娠忌药，这是因为附子辛热有毒，有耗津液、损胎元之嫌。仲景将其用于阳虚阴盛的腹痛证，是本《素问》"有故无殒"之意。

该证的主要脉症：腹痛伴少腹阵阵作冷，喜温喜按，形寒怯冷，腹胀，舌质淡，苔白润，脉弦而无力或沉迟无力。发热可有可无，若有，亦多为短暂的微热。

病机：阳虚寒盛，胞宫失温。

治法：温阳散寒，暖宫安胎。

主方：附子汤方

原方未见，徐彬等注家认为可能是《伤寒论·少阴病》篇的附子汤（炮附子二枚，茯苓三两，人参二两，白术四两，芍药三两）。

附子温肾阳，散寒湿，通筋脉，走骨节，行经气，壮阳气，暖宫寒，止疼痛；人参大补元气，与附子相用，振奋阳气，驱逐内外寒湿，调荣养卫，以调畅肌肤营卫；白术燥寒湿，益中气，与附子相用，温补阳气，

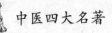
驱散寒湿；茯苓健脾益气渗湿，使湿得以下行；芍药和营血，通血痹，与附子相用，温阳以益阴，并制附子之燥。诸药相伍，温暖肾阳之中以补阳，驱散寒湿以走内外，以达愈疾之目的。

注意事项：

妊娠期使用附子要注意：一是辨证准确，一般妊娠三四月用本方宜慎；如妊娠六七月，胎元已成，出现胞宫虚寒，失于温煦而见腹痛发冷，入夜痛甚，喜按喜暖，小便清长，恶寒身倦，胎胀脉弦，舌淡苔白多津者，属阳虚寒盛者，可使用本方。二是讲究配伍，当与扶正安胎的人参（或党参）、白术等同用。三是量不宜重，一般6～9克；四是附子要先煎或同其他药同煎以减少毒副作用。

（二）肝脾失调（当归芍药散证）

人怀妊，腹中（jiǎo）痛，当归芍药散主之。

**【译文】**

妇人怀孕，腹中拘急，绵绵而痛，用当归芍药散主治。

**【解读】**

原文仅指出主症腹中痛。据方测证，可知此妊娠腹痛是由肝（血虚）脾（气虚）失调，气郁血滞湿阻所致。

对于主症"腹中痛"，若念 jiǎo，同"绞"时，则指腹中急痛，疼痛明显，如《汉语大字典》解作"腹中绞痛"；若念 xiū（休）时，则指绵绵作痛，笔者认为，从其药物用量来看，芍药用了一斤，剂量最大，提示乃缓急止痛之用，故在此理解为拘急疼痛，疼痛剧烈较为恰当；又徐彬谓"痛者绵绵而痛，不若寒疝之绞痛，血气之刺痛也"；《金匮要略校注语译》认为"痛，即拧着痛"，根据临床实践，上述情况本方都可治疗，关键在于确定其病机为肝脾失调，气郁血滞湿阻。

本方并非为妊娠腹痛专设，亦可用于妇人杂病。当归芍药散的适应证应包括两方面：一是肝血虚少的表现，如腹中拘急而痛，或绵绵作痛，面色萎黄或黄白无华，头昏目眩，爪甲不荣，肢体麻木，或心悸怔忡，少寐多梦；或月经量少，色淡，甚至闭经等。二是脾虚湿阻的见症，如纳少体倦，白带量多，面浮或下肢微肿，泄泻等。并见舌淡苔白腻或薄腻，脉弦细。

该证的主要脉症：腹中拘急作痛为主症，伴头昏，面唇少华，或伴心悸怔忡，月经量少，色淡，甚至闭经，纳少体倦，面浮或下肢微肿，小便不利，舌淡苔白腻或薄腻，脉弦细。

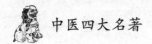
病机：肝脾失调，气郁血滞湿阻。

治法：养血调肝，渗湿健脾。

## 二、胞阻（芎归胶艾汤证）

师曰：妇人有漏下者，有半产后因续下血都不绝者，有妊娠下血者。假令妊娠腹中痛，属胞阻，芎蹄胶艾汤主之。

**【译文】**

老师说：妇人常有漏下的，有因小产后继续下血淋漓不净的，有怀孕后又再下血的，假如怀孕下血并有腹中痛，这是胞阻，用芎归胶艾汤主治。

**【解读】**

妇人下血之证，一为经水淋漓不断的漏下，二为半产后下血不止，三为妊娠胞阻下血。所谓半产：亦称小产，指妊娠三月，胎儿已成形，但未足月而自然殒堕；若三月以内，胎儿未成形而自然殒堕，谓之堕胎；胞阻：亦称胞漏或漏胞，系指不因瘕积所致的妊娠下血，并腹中痛者。"假令"二字是承"有妊娠下血者"而言，意指若妊娠下血又伴腹痛者，即属胞阻。因妊娠时阴血下漏，以致不能入胞养胎，而阻其化育，故称胞阻。以上三种下血，虽出现于不同的生理时期，但病机皆属冲任脉虚，阴血不能内守。冲为血海，任主胞胎，冲任虚损，不能约制经血，故淋漓漏下或半产后下血不止，冲任虚而不固，胎失所系，则妊娠下血，腹中疼痛。故皆可用芎归胶艾汤调补冲任，固经安胎。

该证的主要脉症：妇女妊娠下血，所下之血色多浅淡，或黯淡，质清稀，腹中疼痛，伴头晕、目眩，神疲体倦，舌淡，脉细等。

病机：冲任脉虚，阴血不能内守。

治法：调补冲任，固经安胎。

主方：芎归胶艾汤方

川芎、阿胶、甘草各二两，艾叶、当归各三两，芍药四两，干地黄六两。

上七味，以水五升，清酒三升，合煮取三升，去渣，放入阿胶，用微火熬化，温服一升，日三服。如病未愈，可照上法炮制再服。

阿胶甘平，补血止血；艾叶苦辛温，温经暖宫止血，二药皆能调经安胎，为治崩止漏要药；干地黄、芍药、当归、芎藭养血和血，甘草调和诸药，清酒以行药势，诸药合用，则能养血止血，暖宫调经，亦治腹痛、胎动不安。

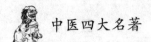

本方配伍特点：标本兼顾，以"养"为"塞"，全方以养血固冲为主，养血止血之中配性温暖宫之艾叶，使补中寓温。本方证下血机理除冲任虚损外，还有久漏致瘀，瘀血不去，血不归经，瘀去才生新，方中配以川芎，妙在防"塞"留瘀，寓破于养，补中有通。

《太平惠民和剂局方》中补血调经妇科要方四物汤就是由芎归胶艾汤减去阿胶、艾叶、甘草而成。故芎归胶艾汤可视为补血剂之祖方。

注意事项：

纯属血分有热或症瘕为害而致下血者，非原方所宜。


## 三、恶阻（干姜人参半夏丸证）

妊娠呕吐不止，干姜人参半夏丸主之。

**【译文】**

怀孕以后呕吐不止，用干姜人参半夏丸主治。

**【解读】**

妇女怀孕以后，出现恶心呕吐，若程度较轻，持续时间不长，本属生理现象，一般不需治疗，可自行缓解。但若妊娠呕吐不止，称为恶阻，其吐势颇剧，反复发作，缠绵难愈，持续时间长，多由妊娠时冲脉之气较盛，上逆犯胃所致，则必须用药物治疗。以药测证，当有呕吐物为清水或涎沫等，属于寒饮中阻，脾胃虚寒的恶阻重证，故宗"有故无殒"之意用干姜人参半夏丸治疗。

该征的主要脉症：妊娠后呕吐不止，呕吐物为清水或涎沫，口不渴，或渴喜热饮，并伴头眩心悸、倦怠嗜卧，溲清便溏，苔白滑或白腻，脉弦滑。

病机：寒饮中阻，脾胃虚寒。

治法：温中散寒，化饮降逆。

主方：干姜人参半夏丸方

干姜、人参各一两，半夏二两。

上三味，末之，以生姜汁糊为丸，如梧桐子大，饮服十丸，日三服。

方中干姜温中散寒，人参扶正补虚，半夏、生姜汁蠲饮降逆，和胃止呕。四药合用，共奏温中散寒、化饮降逆之功。

本方制剂特点，值得借鉴。原方以生姜汁糊为丸剂，一是借生姜汁化饮降逆之功，增强疗效；又可制半夏之毒；二是以丸剂服之，便于受纳，并能达和缓补益之功。现在临床多改作汤剂，而在服药时加入生姜汁数

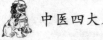

滴，少量频服。若呕吐剧烈，汤丸难下，可将诸药碾为细末，频频用舌舔服。

注意事项：

对于用半夏治疗妊娠恶阻，历代医家均有争议。后世一些医家曾将其列为妊娠忌药。然半夏止呕作用明显，尤其是辨证确属胃虚寒饮的恶阻，非此药则病难获效。但必须用制半夏，而且要与人参（或党参）、白术、甘草、生姜等配伍。有滑胎史或先兆流产者，尽量避免用半夏。

## 四、小便难（当归贝母苦参丸证）

妊娠小便难，饮食如故，当归贝母苦参丸主之。

孕妇小便困难，饮食如平常一样，治疗宜用当归贝母苦参丸。

【解读】

妊娠小便难，即后世所称"子淋"。妊娠但见小便难而饮食如常，可知病不在中焦，而在下焦。从方测之，此由妊娠血虚热郁，通调失职，兼膀胱湿热蕴结，导致小便难而不爽。故用当归贝母苦参丸养血开郁，清热除湿。

本方治疗小便难不囿于常法的思路值得借鉴。原方治"妊娠小便难"，除清热利湿治下焦外，还开郁下气治上焦，体现了正本清源，下病上取之意。

该征的主要脉症：小便短黄涩痛，或尿频尿急，小腹胀痛，舌红苔黄或薄黄，脉细数。

病机：血虚热郁，通调失职。

治法：养血开郁，清热除湿。

主方：当归贝母苦参丸方，男子加滑石半两

当归、贝母、苦参各四两

上三味，末之，炼蜜丸如小豆大，饮服三丸，加至十丸。

当归养血润燥，贝母清热开郁下气，以复肺之通调，苦参清热燥湿而能通淋涩。诸药合用，使血得濡养，热郁得开，湿热得除，水道通调，则小便自利。

注意事项：

（1）妊娠小便难，虽与湿热有关，但不可通利太过。因孕后阴血下聚胞中养胎，全身阴血相对不足，若渗利太过，不仅耗伤津血，还恐引起滑胎。

（2）体质素虚，并有习惯性流产史者慎用。

（3）因本方通窍作用明显，故仲景用丸剂，意在缓攻，且当从小量服起，初服3～6克，渐加至9～15克，

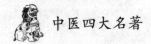

且当注意观察药后反应，以免伤胎。

## 五、水肿（葵子茯苓散证）

妊娠有水气，身重，小便不利，洒淅恶寒，起即头眩，葵子茯苓散主之。

**【译文】**

怀孕有水气，其人身肿并觉身体重者，小便不通利，有洒淅恶寒的现象，起立时即感觉头眩晕，用葵子茯苓散主治。

**【解读】**

妊娠水肿即后世的"妊娠肿胀"，亦称"子肿"、"胎肿"。本证多因妊娠六七月，胎儿渐长，影响气机升降；或因妊娠期间情志所伤，肝失疏泄，膀胱气化受阻，水湿停聚所致。水盛身肿，乃身重；水泛肌肤，阻遏卫阳，则洒淅恶寒；水湿内阻，清阳不升，故起则头眩。此证关键在气化受阻，故用葵子茯苓散利水通阳。

该征的主要脉症：妊娠身肿、身重，伴洒淅恶寒，起则头眩，小便不利，舌淡苔白润，脉沉滑或弦滑有力。

病机：膀胱气化受阻，水湿停聚。

治法：利水通阳。

主方：葵子茯苓散方

葵子一斤、茯苓三两。

上二味，杵为散，饮服方寸匕，日三服，小便利则愈。

方中葵子，又名冬葵子，性滑利，擅通窍，《神农本草经》言其主"五癃，利小便"；茯苓淡渗利水，导水下行，两药合用，利水通窍，渗湿通阳，其利水是手段，通阳是目的，使小便通利，水湿下走，阳气宣通，气化复常，则诸证悉除。后世叶天士治湿温提出"通阳不在温，而在利小便"的著名理论。

注意事项：

（1）冬葵子，后世列为妊娠慎用药。临床用须谨慎，一是服药量不可太大。原方虽用一斤，但每次只服方寸匕。二是不可久服，中病即止，以免造成滑胎。

（2）若妊妇素体虚弱或有滑胎史，则不宜用本方。


# 六、胎动不安


## （一）血虚湿热（当归散证）

妇人妊娠，宜常服当归散主之。

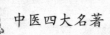

**【译文】**

妇人怀孕期间，可以经常服用当归散。

**【解读】**

妇人妊娠后，最需重视肝脾两脏。因胎在母腹，全赖气血以养之。肝血足则胎得养，脾运健则气血充。若肝血不足，脾运不健，酿湿蕴热，则胞胎失养，影响胎儿，甚至可导致胎动不安。故用当归散养血健脾，清热除湿，以祛病安胎。

原文"常服"二字宜活看。妊娠肝脾不调，血虚湿热者常服之，确能清化湿热，安胎保产；而妊妇体健无病，胎有所养，胎元自安，则勿需服药。对方后"妊娠常服即易产，胎无苦疾。产后百病悉主之"等说，亦应从肝虚脾弱，血虚湿热着眼，并非产后百病都可用当归散治疗。

该征的主要脉症：胎动下坠或妊娠下血，或腹痛，或曾经半产，伴头昏，神疲肢倦，口干口苦，纳少，面黄形瘦，大便或结或溏，舌尖微红或苔薄黄，脉细滑。

病机：肝脾不调，血虚湿热。

治法：养血健脾，清热除湿。

（二）脾虚寒湿（白术散证）

妊娠胎，白术散主之。

**【译文】**

怀孕期间养胎，宜用白术散主治。

**【解读】**

古人虽有多种养胎方法，但一般都是借防治疾病，以收安胎的效果。若孕妇素体健康，则无需服药养胎。唯禀赋薄弱，屡为半产或漏下，或已见胎动不安或漏红者，则需积极治疗，此即所谓养胎或安胎，治用白术散。

该征的主要脉症：小腹下坠感，或腰酸腹痛，甚至阴道有少量下血，恶心，呕吐，纳少便溏，体倦乏力，带下量多，舌质淡，苔白润或白腻或白滑，脉沉细或沉弱或缓滑。

病机：脾胃虚弱，寒湿中阻。

治法：温中除湿，健脾安胎。

主方：白术散方

白术四分、川芎四分、蜀椒三分、去汗牡蛎。

上四味，杵为散，酒服一钱匕，日三服，夜一服。但苦痛，加芍药；心下毒痛，倍加芎䓖。心烦吐痛，不能食饮，加细辛一两，半夏大者二十枚。服之后，更以醋浆水服之。若呕，以醋荥水服之；后不解者，小参汁服之。已后渴者，大参粥服之。病虽愈，服之勿置。

方中白术健脾除湿，川芎和肝舒气，二者相伍，又能健脾养血安胎；蜀椒温中散寒，牡蛎（据《外台秘要》，牡蛎二分）收敛固涩，二者合用，又可降逆固胎，诸药合而用之，共收温中除湿，健脾安胎之功。

注意事项：

（1）药后护理，以醋浆水开胃调气，醒脾和胃，降逆止呕；若有呕吐，亦以醋浆水宣开；若呕吐明显，可用小麦汁调服，以生津养胃止渴。

（2）中病即止服。

（3）妊娠脾胃虚热或实热证者禁用。

# 第二十一章
# 妇人产后病脉证治

# 第一节　产后常见三病

## 一、成因、证候

问曰：新产妇人有三病，一者病痉，二者病郁冒，三者大便难，何谓也？师曰：新产血虚，多汗出，喜中风，故令病痉；亡血后汗，寒多，故令郁冒；亡津液，胃燥，故大便难。

【译文】

问道：新产的妇人容易生三种病：一是筋脉拘挛的痉病，二是头脑昏厥的郁冒病，三是大便困难。这是什么原因呢？老师回答：由于新产失血，又汗出过多，最易感受风邪，所以发生痉病；如失血后又复出汗，外感寒邪，所以发生郁冒；如失血后津液内竭，胃肠失润，所以大便难。

## 【解读】

新产妇人可能患以下三种病证，即痉病、郁冒和大便难。痉病由于产后失血过多，筋脉失养；加之腠理疏松，自汗出，营卫空虚，易受风邪，致使筋脉拘急不舒，发为肢体痉挛、项背强直、口噤不开，甚至角弓反张、四肢抽搐等全身挛急症。郁冒指郁闷昏冒，症见郁闷，眩晕，昏瞀，或有表证，是由于产后失血，覆被发汗，腠理不固，寒邪乘袭，在郁冒发生的机理中，不可忽视"寒多"这一外因，正由于产后失血、多汗而伤津，阴虚阳气偏盛，复感寒邪，寒束肌表致腠理闭塞而无汗，偏盛之阳不能随汗出外泄，势必逆而上冲，方必发生郁冒之症。大便难指大便秘结或不畅，是由于产后失血，津液重伤，肠失濡润所致。以上三证，其病机均与产后亡血伤津有关。

以上三证在总的治疗原则上，都必须照顾津液，但也不应远避祛邪法。如，痉病可以养血祛风为法，用四物汤配葛根汤、或配瓜蒌桂枝汤、或配玉真散加减。郁冒可以养血益气，伍以祛邪为法，用八珍汤配桂枝汤加减。大便难可以补血润肠通便为法，用四物汤配五仁丸（桃、杏、柏子、郁李、松子之仁及陈皮）加减。

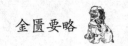

## 二、郁冒大便难证治（小柴胡汤证）

产郁冒，其脉微弱，呕不能食，大便反坚，但头汗出。所以然者，血虚而厥，厥而必冒。冒家欲解，必大汗出。以血虚下厥，孤阳上出，故头汗出。所以产妇喜汗出者，亡阴血虚，阳气独盛，故当汗出，阴阳乃复。大便坚，呕不能食，小柴胡汤主之。方见呕吐中。

**【译文】**

产妇患郁冒，脉象微弱无力，呕吐不能进食，大便坚结，身无汗而只有头上出汗，究其原因，是由于产后血虚，导致阴虚而阳气上逆，阳气上逆而必致郁冒。如果病人想要郁冒得以解除，必须全身汗出。今因血虚下寒，阳气偏盛于上，所以只有头汗出。新产妇人易汗出的原因，是亡阴血虚，阳气偏盛，所以必当全身汗出，这样才能使阴阳平衡，恢复正常。郁冒见大便坚结，呕不能食，用小柴胡汤主治。

**【解读】**

全文可分为三段理解："产妇郁冒……但头汗出"为第一段，论述产妇郁冒除头眩目瞀、郁闷不舒外，尚伴有脉微弱，呕不能食，大便坚，但头汗出等症状。

"所以然者……阴阳乃复"为第二段，论述由于产后亡阴血虚，阳气独盛，故喜汗出，以损阳就阴，而使阴阳平衡，此新产妇人常周身汗出的机理所在。汗出乃产后机体自身调节的一个外在表现。今产妇由周身汗出变为"故头汗出"，并见郁冒之症，其病必由感受寒邪（即前文之寒多），使表气郁闭而里气不宣，导致偏盛之阳气上逆，出现郁冒与但头汗出等症，故云"血虚而厥，厥而必冒""血虚下厥，孤阳上出，故头汗出"。所以，郁冒欲解，必待外邪去，使表气和而周身汗出，则里气畅而气不上逆，郁冒自愈。故云"冒家欲解，必大汗出"，此"大汗出"是与"但头汗出"相对而言的，实指周身汗出，非大汗淋漓之谓。

因此在辨治郁冒时需注意，通常新产妇人，多有轻重不同程度的失血伤津，甚而阴虚阳盛的变化，而非人人皆患此证，这是因为产后续自汗，通过汗出阳气随汗外泄，以衰减其偏盛之阳，使产妇阴阳能恢复相对的平衡，而不致发生郁冒。

"大便坚……小柴胡汤主之"为第三段，论述本病的治疗。表闭里郁，气机上逆，胃失和降则呕不能食；血虚肠燥，传导失职则大便难；正虚血亏则脉微弱。故用小柴胡汤扶正达邪，和利枢机，使外邪得去，里气宣

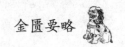

通，诸证悉去。

前文言郁冒、大便难的原因是"亡血复汗，寒多"，"亡津液，胃燥"，说明二病的病理基础有三：一是阴血不足，二是感受寒邪，三是肠腑燥结。本条所述是郁冒、大便难病变的延伸。主要是表邪入里，转入少阳，故有呕不能食。《伤寒论》第 266 条"本太阳病不解，转入少阳者，胁下硬满，干呕不能食，往来寒热，尚未吐下，脉沉紧者，与小柴胡汤。"

该征的主要脉症：郁闷昏冒，症见郁闷，眩晕，昏瞀，呕不能食，大便坚，故头汗出，或伴往来寒热等，舌淡红苔薄白，脉微弱。

病机：热郁少阳，胆胃不和。

治法：疏解清热，和胃降逆。

主方：小柴胡汤方

柴胡半斤、黄芩三两、人参三两、甘草三两、半夏半斤、生姜三两、大枣十二枚。

上七味，以水一斗二升，煮取六升，去渣，再煎取三升，温服一升，日三服。

本方之药物可分三组来理解。一是柴胡配黄芩，为方中主药，柴胡能疏解少阳经中邪热，黄芩可清泄少阳胆腑邪热，柴芩合用，经腑皆治；同时柴胡还能疏利肝胆，条达气机，柴芩相伍，使气郁得开，火郁得发。二是半夏配生姜，又名小半夏汤，因其能和胃降逆，散饮祛痰，故称为"止呕之圣药"，为胃气上逆之呕吐必用；同时夏、姜味辛能散，对疏通少阳郁滞也有裨益。三是人参、大枣、甘草相配，补虚安中，益气补脾，恢复脾胃正常升降功能。综上所述，本方之三组药味，既各奏其功，又相辅相成，起到疏解少阳邪热，和胃降逆的作用。

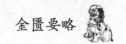

# 第二节　产后腹痛证治

## 一、血虚里寒（当归生姜羊肉汤证）

产后腹中痛，当归生姜羊肉汤主之；并治腹中寒疝，虚劳不足。

**【译文】**

产后腹中绵绵作痛，用当归生姜羊肉汤主治。并可治疗腹中寒疝作痛与气血虚损，劳伤不足之证。

**【解读】**

产后腹中绵绵作痛，以方测证，当为血虚里寒之腹痛。由于产时失血过多，冲任空虚，一则血少气弱，运行无力；二则寒邪乘虚袭入胞室，以致血虚寒凝，脉络不和而腹中绵绵作痛，治用当归生姜羊肉汤养血散寒，温中止痛。

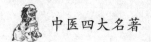

该征的主要脉症：腹中绵绵作痛，喜温喜按，伴形寒怕冷，面色无华，少气懒言，头晕目眩，舌淡苔白润或薄白，脉虚缓或沉细无力。

病机：见《腹满寒疝宿食病脉证治》篇。

## 二、气血郁滞（枳实芍药散证）

产后腹痛，烦满不得卧，枳实芍药散主之。

【译文】

产后腹中胀满疼痛，心烦胸满，不得安卧，用枳实芍药散主治。

【解读】

妇人产后腹痛，有虚实之分。若腹痛、不烦不满，或喜按喜温者，多属虚属寒；今见腹中胀满疼痛，心烦胸满不得安卧，乃属实证。因产后气血郁滞而成实，且以气滞偏重。"烦满不得卧"，是本证的辨证关键，旨在阐明此证腹痛之特点，是以胀满甚于疼痛，其病机当以气滞为主。因气郁化热，郁热扰心则烦；气机壅滞不畅则满；气滞则血滞，气血郁滞，不通则痛。所以本证当属气郁血滞，以气滞偏重的产后腹痛，治用枳实芍药散破气散结，和血止痛。

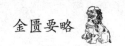

该征的主要脉症：小腹胀痛，按之加剧，恶露色黯不畅，心烦腹满不得安卧，或见胁肋胀痛，烦躁易怒，舌质淡红，苔薄白，脉沉弦或弦涩。

病机：气血郁滞，壅滞不畅。

治法：破气散结，和血止痛。

主方：枳实芍药散方

枳实（炒令黑，勿太过）、芍药等分

上二味，杵为散，服方寸匕，日三服，并主痈脓，以麦粥下之。

主方分析：

方中枳实破气散结，炒黑存性，既能入血分以行血中之气，又可减轻其攻破作用；配以芍药和血止痛；大麦性味甘、咸、凉，入脾胃二经，能除热，作粥送服药末，可和胃安中。三药合用，使气血宣通，则满痛心烦诸证自解。

方后注"并主痈脓"，其意有二：一是提示气血郁滞之病，应及时治疗，以防演变，因气血郁滞日久，郁而化热，热盛血腐则有酿成痈脓的可能，枳实芍药散能行气活血、散结，故可防止成痈化脓；二是指痈脓乃血所化，此方能行血中之滞，故可治痈肿，以方药测知，用以治肺胃之痈初起者较宜，可通过行气活血，使之消

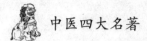

散。同时提示在治疗痈脓时，不仅要活血排脓，保持气机的畅通也很有必要。

注意事项：

（1）以麦粥送服或服药后当以麦粥养胃。

（2）方后注要求服"方寸匕"，说明药少量轻，病情不重，意在缓治；若病情急重，则本方效力显不足。

（3）使用本方时，枳实当炒黑或炒炭用。

## 三、瘀血内结（下瘀血汤证）

师曰：产妇腹痛，法当以枳实芍药散，假令不愈者，此为腹中有干血著脐下，宜下瘀血汤主之；亦主经水不利。

【译文】

老师说：妇人产后腹中疼痛，按常规治法当用枳实芍药散，假如服药后腹痛仍不愈，这是因为有瘀血凝着在脐下，宜用下瘀血汤主治。

【解读】

产后脐下小腹或少腹部位疼痛拒按，曾用枳实芍药散治之不愈，知其是由于干血停著，瘀热内结胞宫，胞脉阻滞所致，此时再用枳实芍药散则病重药轻，当改用下瘀血汤破血逐瘀。如因瘀血内结而致经水不利，如闭经、痛经、经行不畅等，亦可用本方治疗。

该征的主要脉症：产后脐下小腹或少腹部位疼痛拒按，或呈刺痛，痛甚于胀，恶露紫黯有块，量少不行，甚或恶露不下，兼有口唇干燥，大便秘结，舌淡红偏黯，或边有瘀点瘀斑，脉沉涩或弦涩有力。

病机：瘀血内结，胞脉阻滞。

治法：破血逐瘀。

主方：下瘀血汤方

大黄二两、桃仁二十枚、䗪虫二十枚（熬，去足）。

上三味，末之，炼蜜和为四丸，以酒一升，煎一丸，取八合顿服之，新血下如豚肝。

主方分析：

方中大黄入血分，荡逐瘀血，推陈致新；桃仁活血化瘀润燥；䗪虫逐瘀破结，擅攻干血；三味相合，破血之力颇猛，为防伤正，用蜜为丸，是缓其性而不使骤发，又可润燥；酒煎是取其引入血分，直达病所。

注意事项：

（1）服药后如见恶露下如豚肝，是瘀血下行的验兆。

（2）本方先用枳实芍药散，不效再用力峻猛的下瘀血汤，提示临床上常可用试探法，尤其对于使用峻猛方药或病人体虚或辨证有偏颇时，既防止峻药伤正，又可投石问路，根据试探后的反应确定进一步的治疗方案。

（3）气虚血弱者禁用。

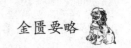

# 第三节　产后阳虚中风证治
# （竹叶汤证）

产后中风，餐热，面红赤，喘而项痛，竹菜汤主之。

**【译文】**

产后感受风邪，发热，面色红赤，气喘头痛，宜用竹叶汤主治。

**【解读】**

产后正虚，风邪袭表，成正虚邪实之候。其中发热头痛，为中风之征；面红而赤，气喘，乃元阳不固，虚阳上浮，而兼有卫气闭郁，肺气不降之象，治用竹叶汤扶正祛邪，表里同治。

该征的主要脉症：产后发热头痛，面红而赤，气喘，恶风，伴身疼乏力，四肢欠温，舌质淡红，舌苔薄白，脉浮或浮缓无力等。

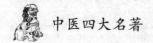

病机：产后中风，虚阳上浮。

治法：扶正祛邪，表里同治。

主方：竹菜汤方

竹菜一把，葛根三两，防风、桔梗、桂枝、人参、甘草各一两，附子一枚（炮），大枣十五枚，生姜五两。

上十味，以水一斗，煮取二升半，分温三服，温覆使汗出。颈项强，用大附子一枚，破之如豆大，煎药扬去沫。呕者，加半夏半升洗。

竹叶汤为补正散邪之方，方中用竹叶、葛根、防风、桔梗、桂枝疏散外邪，以解其外；人参、附子温阳益气，以固里之虚；甘草、生姜、大枣调和营卫。全方以竹叶为主药，故名竹叶汤。

注意事项：

阴虚阳亢见面赤气喘者禁用。

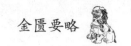

# 第四节　虚热烦呕证治
# （竹皮大丸证）

妇人乳中虚，烦乱呕逆，安中益气，竹皮大丸主之。

【译文】

妇人在新产后哺乳期间，中气虚弱，心烦意乱，呕吐气逆，治以安中益气法，用竹皮大丸主治。

【解读】

生子曰"乳"，乳中虚指新产妇人正气亏虚之病机。妇女由于产时失血，育儿哺乳，乳汁去多而耗血，加之中气虚乏，气血资生之源不足，因而阴血偏虚，阴血虚则生内热，虚热上扰心神，则心中烦乱；热邪犯胃，胃气失和，则呕逆不安。其症尤可见食欲不振，神疲乏力，低热留恋，舌红苔少，脉滑数无力等。治用竹皮大丸清热降逆，安中益气。安中益气有补中益气，和胃安

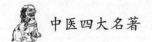

中之意。

该征的主要脉症：产后心中烦乱，呕逆不安，食欲不振，神疲，低热，舌红苔少，脉滑数无力。

病机：中虚内热，胃失和降。

治法：清热降逆，安中益气。

主方：竹皮大丸方

生竹茹二分、石膏二分、桂枝一分、甘草七分、白薇一分。

上五味，末之，枣肉和丸弹子大，以饮服一丸，日三夜二服。有热者倍白薇，烦喘者加柏实一分。

方中重用甘草为君，功能益气安中；与辛温之桂枝相配，可辛甘化阳，又可平冲降逆；竹茹、石膏清泻胃热，除烦止呕；白薇退虚热；枣肉调和诸药。诸药合用，寒温相制，既不至温燥太过，又清胃而不损胃阳，共奏安中益气之效。

注意事项：

（1）使用本方，甘草当用炙甘草，且当重用，一般10～20克。

（2）产后脾胃虚寒者慎用。

# 第五节　热利伤阴证治
## （白头翁加甘草阿胶汤证）

产后下利虚极，白头翁加甘草阿胶汤主之。

**【译文】**

产后又下利，以致气血极虚，宜用白头翁加甘草阿胶汤主治。

**【解读】**

妇人产后营阴本虚，又患下利，复伤其阴，导致阴血大虚，故原文云："虚极"。本证下利以白头翁汤为主方，可知其利为痢疾，由湿热下注所致，治用白头翁加甘草阿胶汤清热利湿，养血和中。

该征的主要脉症：大便脓血，腹痛即便，里急后重，肛门灼热，身热口渴，伴虚烦不寐，舌红苔黄，脉象虚数。

病机：阴血亏虚，湿热下注。

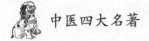

治法：清热利湿，养血和中。

主方：白头翁加甘草阿胶汤方

白头翁、甘草、阿胶各二两，秦皮、黄连、蘗皮各三两。

上六味，以水七升，煮取二升半，内胶令消盡，分温三服。

白头翁汤为治湿热痢疾的主方，方中白头翁清热燥湿，凉血止痢；秦皮清热止利，调畅气机；黄连、黄柏清热燥湿，厚肠止利，诸药合用，功专清热燥湿，凉血止痢；加阿胶滋阴养血，甘草益气和中，调和诸药。

注意事项：

（1）虚寒下利非本方所宜。

（2）使用阿胶时，当另包烊化。

# 第二十二章
# 妇人杂病脉证并治

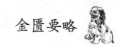

# 第一节　成因、证候与治则

妇人之病，因虚、积冷、结气，为诸经水断绝，至有历年，血寒积结，胞门寒伤，经络凝坚。

在上呕吐涎唾，久成肺痈，形体损分。在中盘结，绕脐寒疝；或两胁疼痛，与脏相连；或结热中，痛在关元，脉数无疮，肌若鱼鳞，时着男子，非止女身。在下未多，经候不匀，令除掣痛，少腹恶寒；或引腰脊，下根气街，气街急痛，膝胫疼烦。奄忽眩冒，状如厥癫；或有忧惨，悲伤多嗔，此皆带下，非有鬼神。

久则羸瘦，脉虚多寒；三十六病，千变万端；审脉除阳，虚实紧弦；行其针药，治危得安；其虽同病，脉各异源；子当辨记，勿谓不然。

【译文】

妇女的疾病，多因虚损、积冷、结气三种原因而发生，致使月经失调，甚至停经，经年不愈。时间久了，

253

又因血分受寒，血凝气结，导致胞宫为寒邪所伤，经络瘀滞不通。

在上为胸肺受邪，症见呕吐涎沫，日久寒邪化热，可以形成肺痈，形体消瘦；在中为肝脾受邪，症见绕脐作痛，或两胁疼痛，与肝脏相连；或结热在中，痛在脐下关元，脉数，但周身并无疮患，肌肤为热所灼，枯燥如鱼鳞。这些证候，男子也可能发生，并非妇女所独有。在下为肝肾受病，虽然下血并不太多，但往往经候迟早不匀。阴部抽掣疼痛，小腹寒冷，或痛引腰脊，疼痛之根，起源于气街，即脐下5寸旁开2寸，又名气冲。发生冲气急痛，又连膝胫疼痛烦。甚则可出现猝然眩晕昏冒，状如昏厥、癫狂一类疾病，或忧惨悲伤，经常发怒。这些都是妇人杂病之证候，并非鬼神作祟。

久病则形体羸瘦，脉象虚弱且多寒邪；妇人带下三十六病，变化多端，医家应该审脉之阴阳虚实紧弦，治以针、药，方可转危为安。其病虽同而脉不同，应当仔细辨别记取，因为脉象不同处治的方法就不同。

【解读】

第一段说明妇人杂病的病因不外乎虚、积冷、结气三个方面。"虚"是气血虚少，"积冷"是久积冷气，"结气"指气机郁结。女子较男子而言，要经历经、胎、产的过程，失血耗气较多；而在古代妇女地位较低，有情绪不适，多藏于心中，郁而不发；且家务多以妇女承担，长年接触冷水或经期、产后气血亏虚又易受风寒，故仲景云：妇人杂病常因"虚、积冷、结气"。

第二段进一步论述病变在上、中、下三焦的情况。在上，因寒饮伤肺，可见咳吐涎沫，日久寒郁化热，邪热壅肺，形成肺痈，致形体消瘦；在中，为肝脾受邪，症见绕脐作痛，或两胁疼痛，与肝脏相连，如素禀阳盛，则病从热化，出现脐下疼痛，脉数。因内有瘀血，旧血不去，新血不生，血不外荣，肌肤失养，所以虽身无疮疡，但仍肌肤状如鳞甲。以上证候，无论男女均可出现，故云"时着男子，非止女身"。若虚、冷、结气在下，则可引起多种妇科疾病，因为妇人以冲、任为事，冲为血海，任主胞胎，故主要引起月经病变，而表现为月经先后不定，经量或多或少；阴中掣痛，少腹恶寒，或牵引腰背；或下连气街，冲气急痛，且两腿膝胫疼烦。此外，还可因情志不遂，气机失于调达，发生突然昏厥癫狂；或为忧愁悲伤，时时发怒之证。此皆妇人杂病范畴，并非鬼神作怪。

最后一段说明妇人杂病的诊治原则。妇人杂病，如果延久失治，必见病人气血更虚，形体消瘦，以致正虚

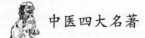

邪盛。妇人杂病，常见的有三十六种，其变化多端，错综复杂，因此医者必须审脉之阴阳紧弦，而辨证的寒热虚实，或用针灸或用汤药进行针对性治疗，才能切中病机，收到转危为安的效果。对于同病异脉之证，尤应详加审察，辨明该病的根源，以免误治。

# 第二节　证治

## 一、梅核气（半夏厚朴汤证）

妇人咽中如有炙脔（luán），半夏厚朴汤主之。

【译文】

妇人自觉咽中如有烤肉块梗阻不适，用半夏厚朴汤主治。

【解读】

本病的发生多由七情所伤，肝失条达而气机郁结，气郁津凝成痰，痰气相搏，上逆于咽喉之间所致。表现为咽中自觉有物阻塞，咳之不出，咽之不下，或刷牙时有恶心欲呕感，后世称为"梅核气"。治用半夏厚朴汤开结化痰，顺气降逆。

该征的主要脉症：咽中自觉有物阻塞，咳之不出，

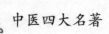

咽之不下，或刷牙时有恶心欲呕感，舌淡苔白润或白滑，脉滑或弦缓。

病机：气滞痰凝，搏结咽喉。

治法：开结化痰，顺气降逆。

主方：半夏厚朴汤方（（千金》作胸满，心下，咽中帖帖，如有炙肉，吐之不出，吞之不下。）

半夏一升、厚朴三两、茯苓四两、生姜五两、干苏叶二两。

上五味，以水七升，煮取四升，分温四服，日三夜一服。

方中半夏、厚朴、生姜辛开苦降，以散结降逆；佐以茯苓利饮化痰；苏叶芳香轻扬，宣肺气解郁结。诸药合用，气顺痰消，则咽中自爽。

注意事项：

（1）运用时注意方中当重用半夏、厚朴，轻用紫苏叶。

（2）慢性咽喉炎其病缠绵，病程常呈迁延，因此治疗时间较长，本方也可做水飞丸服用。

## 二、脏躁（甘麦大枣汤证）

妇人脏躁，喜悲伤欲哭，像如神灵所作，数欠伸，甘参大枣汤主之。

**【译文】**

妇人脏躁病，忽喜笑忽悲伤想哭，好像似有神灵所作的样子，频数呵欠，伸懒腰，用甘麦大枣汤主治。

**【解读】**

本病多由情志不舒或思虑过多，郁而化火，伤阴耗液，虚火躁动所致。一般表现有情志不宁、无故悲伤欲哭、频作欠伸、神疲乏力等症。其治重在脾，因为若脾气健旺，气血津液充沛，则可资源他脏，五脏之阴充足，虚火自灭，脏躁诸症自平，故治用甘麦大枣汤补益心脾，宁心安神。

脏躁病虽多见于女子，但男子亦不少。根据症状和方药分析，本病始于肝，伤及心脾，累及于肾。故除原文所述症状外，还伴有心烦、易怒、失眠、便秘等症。关于脏躁的病位，历代有诸多不同认识，常见的有认为在子宫（如尤在泾）、心脏（如吴谦）、肺脏（如曹颖甫）、五脏（如黄树曾）、心与肝（《金匮要略译释》）或不拘何脏（如陈修园），各家见解，见仁见智，但子宫之说似不宜从，因为此病虽多见于女子，但男子也有。但诸多医家认为似以"五脏"更为恰当，因为五脏各有五志，若五脏功能失调，五志发于外则变生情志失常诸症，因此本病的发生，多由情志不舒或思虑过度，

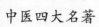

郁而化火伤阴,脏阴不足,虚火躁动所致,其病始于肝,而累及心、脾、肺、肾,为五脏俱病。

对脏躁的治疗,除了药物之外,还当配合一定的心理疗法。

该征的主要脉症:情志不宁、无故悲伤欲哭、频作欠伸、神疲乏力,伴心烦、易怒、失眠、便秘等,舌红苔薄白或少苔,脉细数。

病机:五志化火,伤阴耗液,虚火躁动。

治法:补益心脾,宁心安神。

主方:甘麦大枣汤方

甘草三两、小麦一升、大枣十枚。

上三味,以水六升,煮取三升,温分三服。亦补脾气。

方中三药,皆性平而味甘,小麦甘润,养心肝,安心神,甘草、大枣甘缓,补中缓急而止躁,三药相合,使脏不躁则悲伤叹息诸症自去,实属治脏躁之良剂,补脾之佳方。

注意事项:

甘麦大枣汤性味平淡,口感亦好,临床尚可用作大病后,体虚不复,气阴两伤的辅助饮食疗法。该方对自汗、盗汗、小儿夜啼等病亦有较好的疗效,治疗盗汗、自汗时,小麦可用至 50~200 克。

## 三、月经病

（一）热入血室

1. 辨证和治禁

妇人伤寒发热，经水适来，昼日明了，暮则谵语，如见鬼状者，此发热入血室，治之无犯胃气及上二焦，必自愈。

【译文】

妇人感受寒邪而发热，时值月经来潮，昼日明了，入夜则语言失常，好像见到了鬼一样，这是热入血室的证候，治疗应按热入血室的方法来处理。不可用攻下的药物伤中焦的胃气，也不可用发汗的药物伤上焦的清气，必自行痊愈。

【解读】

患伤寒发热时，妇人虽经水正行而畅利，但邪气乘虚而入血室，扰于血分，血为阴，夜暮亦为阴，所以白日神志清楚，夜暮则胡言乱语，精神错乱。此证不同于阳明腑实证，而是热入血室，血分热盛所致，所谓"必自愈"亦并非不用药物而待自愈，而是因邪陷不深，尚未与血相结，月经正行，邪热可随月经外泄而愈。

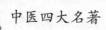

## 2. 表证已罢，瘀热内结（刺期门穴证）

妇人中风，发热恶寒，经水适来，得之七八日，热除脉迟，身凉和，胸胁满，如结胸状，谵语者，此为热入血室也，当刺期门，随其实而取之。

【译文】

妇人感受风邪而发热恶寒，正值月经来潮，患病已七八日，热退、脉迟、身已凉和，而见胸胁胀满，有如结胸之状，神识不清，语言失常的，此亦为热入血室，当刺肝募之期门穴，泻肝经的实热，而散血室的瘀热，随其邪实所在而取之。

【解读】

妇人患中风，发热恶寒，正值经期，经水适来，脉迟身凉和，胸胁满如结胸状、谵语等，此为表热已罢，瘀热结于血室之证。血室属肝，肝脉络于胁，瘀热而致肝的经脉不利，故胸胁满如结胸状；其谵语并非阳明腑实，而是血热上扰神明（母病及子）所致，治疗宜取肝之募穴期门刺之，以泻其实而清其瘀热。

（二）崩漏

## 1. 虚寒挟瘀（温经汤证）

问曰：妇人年五十所，病下利数十日不止，暮即发热，少腹里急，腹满，手掌烦热，唇口干燥，何也？师曰：此病属带下。何以故？曾经半产，瘀血在少腹不

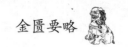

去。何以知之？其证唇口干燥，故知之。肯以温经汤
主之。

【译文】

问道：妇人年已五十左右，病前阴下血，数十日不
止，傍晚发热，小腹里急，腹中胀满，手掌发热，唇口
干燥，是什么原因呢？老师说：此病属带脉以下的病
变，由于曾经小产，有瘀血停在小腹未去。怎么知道
呢？因其证见唇口干燥，所以知道是瘀血停留于小腹，
当以温经汤主治。

【解读】

妇人五十岁左右，气血已衰，冲任不充，经水应
绝。今又阴道出血几十天不止，此属崩漏（原文"下
利"当是"下血"）。病由冲任虚寒，曾经小产，少腹
有残余的瘀血停留，致腹满里急，或伴有刺痛、拒按等
症。漏血数十日不止，阴血势必耗损，以致阴虚生内
热，故见暮即发热、手掌烦热等症。瘀血不去则新血不
生，津液失于上润，故见唇口干燥。证属冲任虚寒，瘀
血内停，故当用温经汤温养血脉，使虚寒得以补，瘀血
得以行，从而起到温经行瘀之效。

该征的主要脉症：月经不调，或经来过多，或前或
后，或崩漏不止，或一月再行，月经色暗有块，小腹冷
痛喜热熨或刺痛拒按，伴唇口干燥，暮即发热，手心烦

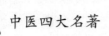

热，腹满，舌质紫黯，或边有瘀点瘀斑，脉沉涩或弦涩。

病机：冲任虚寒，瘀血内停，兼阴伤血热。

治法：温经养血，散寒行瘀，佐以滋阴清热。

主方：温经汤方

吴茱萸三两，当归、川芎、芍药、人参、桂枝、阿胶、生姜、牡丹皮、甘草各二两，半夏半升，麦冬一升。

上十二味，以水一斗，煮取三升，分温三服。亦主妇人少腹寒，久不受胎；兼取崩中去血，或月水来过多，及至期不来。

方中吴茱萸、桂枝、生姜温经暖宫；阿胶、当归、川芎、芍药、牡丹皮养血行瘀；麦冬养阴润燥而清虚热；人参、甘草、半夏补中益气和胃。诸药配合共奏温补冲任，养血去瘀，扶正祛邪之功。

注意事项：

调经一般以3个月为一周期，即每月除经期外，需坚持服用，方能巩固疗效。

2. 冲任虚寒（胶姜汤证）

妇人陷经，漏下黑不解，胶姜汤主之臣亿等校诸本无胶姜汤方，想是前妊娠中胶艾汤。

**【译文】**

妇人因崩漏，经气下陷，下血不止，经血色黑，日久不解，用胶姜汤土治。

**【解读】**

妇人陷经，漏下色黑不止者，乃因冲任虚寒，不能摄血所致。治以胶姜汤，温补冲任，养血止血。

本条后世诸家多以下血的颜色来辨别寒热属性，似不足为据。因一般出血量多则血色鲜红，如出血量少，或停留时间较长，其血则为紫黑色，故漏下色黑，固可属于虚寒，但也有瘀血郁热，冲任有火所致者。本条除漏下色黑外，势必具有相应的虚寒证候，始可按后世注家所述用胶艾汤加干姜或胶姜汤为治。

该征的主要脉症：妇人漏下色黑不解，淋漓不尽，伴面色苍白，头晕心悸，气短神倦，腰膝酸软，憎寒畏冷，舌质淡，脉微弱。

病机：冲任虚寒，不能摄血。

治法：调补冲任，温阳散寒，固经止血。

主方：胶姜汤方

前人均谓胶姜汤方缺，可用胶艾汤加干姜。林亿等人认为恐是胶艾汤。按《千金方》胶艾汤，其中亦有干姜。陈修园治一妇人漏下黑水，宗此方用阿胶、生姜二味治愈，可作参考。

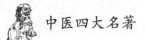
本方配伍特点在于：阿胶补血滋阴，润燥止血，善疗血虚出血；干姜温达阳气，使阳气固摄脉络以止血，与阿胶相用，温阳之中以补血，补血之中以生阳，阳气阴血得温得补，各行其职，以主持正常的生理功能。二药相用，以达温阳补血止血之效。

注意事项：

邪热出血者禁用。

（三）经水不利——血瘀（土瓜根散证）

带下经水不利，少腹满痛，经一月再见者，土瓜根散主之。

**【译文】**

妇人带脉以下的病变，月经不能如期而至，或月经循行不畅，小腹部满痛，月经一月两行，用土瓜根散主治。

**【解读】**

妇女患经水不利或兼一月再见者，多因留瘀所致，故少腹同时出现满痛症状，并伴有少腹按之有硬块，月经量少，色紫有块，舌紫暗，脉涩等脉症。治当以活血通瘀为主，方用土瓜根散。阴癫肿，多属瘀积为患，故本方亦能治疗。

该征的主要脉症：月经不调，或过期而至，或一月再行，经行不畅，月经量少，色紫有块，少腹满痛，按之不减或拒按，或少腹按之有硬块，伴身恶寒，舌质淡紫暗，脉沉或涩。

病机：瘀血内阻。

治法：破瘀通经。

主方：土瓜根散方

土瓜根、芍药、桂枝、虫各三两。

上四味，杵为散，酒服方寸匕，日三服。

方中土瓜根（王瓜根）祛瘀破血；虫破血开闭；桂枝、芍药调营止痛，加酒以行药势，诸药相伍，以奏活血祛瘀、通经止痛之功，瘀血得去则经水自调。方中之土瓜根，即葫芦科植物王瓜的块根，亦可用丹参、桃仁、泽兰等代之。

注意事项：

（1）本方破瘀通经，效力较峻，故当见有瘀血内积之征方可运用。

（2）气血亏虚所致的经闭禁用。

（四）水血并结血室（大黄甘遂汤证）

妇人少腹满如敦（duì）状，小便微难而不渴，生后者，此属水与血俱结在血室也，大黄甘遂汤主之。

【译文】

妇人小腹胀满，其形隆起如敦（为古代盛黍稷的器具）状，上下稍锐，中部肥大，小便略难而口不渴，此乃生产之后，余邪未清，是水与血俱结在血室，用大黄甘遂汤主治。

【解读】

妇人少腹满，有蓄水与蓄血之不同。若满而小便自利，为蓄血；满而小便不利，口渴，为蓄水。今少腹胀满，其形高起如敦（duì）状，小便微难不渴，且发生在产后，所以诊断为水与血俱结在血室。治当水血兼攻，以大黄甘遂汤破血逐水。

该征的主要脉症：本证以小腹胀满，疼痛拒按，其形隆起，小便微难，口不渴或下肢浮肿，舌淡胖边有齿痕，苔白滑或白润，脉沉弦而涩为主要脉症。

病机：水血俱结血室。

治法：破血逐水。

主方：大黄甘遂汤方

大黄四两、甘遂二两、阿胶二两。

上三味，以水三升，煮取一升，顿服之，其血当下。

主方分析：

方中大黄荡涤胞中瘀血，使瘀从下而去；甘遂逐胞中水气，使水气尽从下去，与大黄相用，逐瘀泻水，洁净胞宫；因产后所得，故配阿胶养血扶正，佐制大黄、甘遂攻伐太过，使邪去而不伤正。

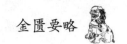

注意事项：

（1）方后云："当下血"，乃提示服用本方后不仅大小便次数增多，还会见下血，乃水血外出之征，下血后诸症减轻，切不可误以为病情加重；但若下血后病不愈者，且伴头晕，少气懒言等，则当审慎。

（2）孕妇禁用。

## 四、带下病

（一）湿热带下（矾石丸证）

妇人经水闭不利，脏坚癖不止，中有干血，下白物，矾石丸主之。

**【译文】**

妇人经水闭塞而不通，子宫内有凝结的坚积不去，是其中有干血，又时下白带，用坐药矾石丸主治。

**【解读】**

本条带下病是由经行不畅或经闭，干血内着，郁为湿热，久而腐化所致。故以矾石丸为坐药，纳入阴中，以除湿热而止带下，这是治疗白带的外治法。

该征的主要脉症：白带量多色黄，或臭秽，或阴痒，伴少腹疼痛，固定不移，按之则硬或闭经或月经色

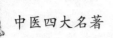

黯有瘀块，舌红苔白腻或黄腻，脉滑数。

病机：内有干血，郁为湿热。

治法：清热利湿，杀虫止痒。

主方：矾石丸方

**矾石三分（烧）、杏仁一分。**

上二味，末之，炼蜜和丸枣核大，内脏中，剧者再内之。

矾石性寒燥湿，清热祛腐，解毒杀虫，酸涩止带；杏仁破滞利湿，与矾石相用，降气利湿，共奏燥湿清热，宣达气机之功；配白蜜滋润以制矾石燥涩之性。

注意事项：

（1）本方为治标之剂，一般还需同时内服消瘀通经之剂，如大黄䗪虫丸、桂枝茯苓丸等以治其本。

（2）临证应用本方时，先将药依法制丸后，用消毒纱布包好，适温度，纳入阴道；如有宫颈糜烂或阴道溃疡者，宜先治其糜烂或溃疡，暂不宜用本方。

（二）寒湿带下（蛇床子散证）

蛇床子散方，温阴中坐药。

**【译文】**

妇人阴中寒冷，用温阴中坐药蛇床子散主治。

**【解读】**

从"温阴中"及方后云"绵裹内之，自然温"，可知病人自觉阴中寒冷甚至连及后阴；以药测症还应有带下清稀，腰酸困重，少腹寒冷，外阴瘙痒等症状。此由阴寒湿浊之邪凝着下焦所致。故用蛇床子散作为坐药，直接温其受邪之处，以暖宫燥湿，杀虫止痒，使寒湿得去，则带下自除。

该征的主要脉症：带下清稀，色白，或黏稠，伴腰酸困重，少腹寒冷，外阴瘙痒等，舌淡苔白腻，脉沉滑或沉缓。

病机：阴寒湿浊，凝结下焦。

治法：暖宫燥湿，杀虫止痒。

主方：蛇床子散方

蛇床子仁

上一味，末之，以白粉少许，和令相得，如枣大，绵裹内之，自然温。

方中蛇床子性味辛苦温，温肾壮阳，散寒燥湿，杀虫止痒，善主妇人阴中瘙痒，男子阴囊湿痒；白粉甘平，补益正气，长于扶正驱邪，与蛇床子相用，益气以助阳，温阳散寒除湿。

注意事项：

本方既可外用，亦可内服，但蛇床子因有毒，故内服注意剂量一般不宜太大，以免导致恶心、呕吐等不良反应。

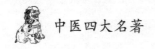

## 五、腹痛

（一）瘀血内阻（红蓝花酒证）

妇人六十二种风，及腹中血气刺痛，红蓝花酒主之。

**【译文】**

妇人感受了六十二种风，导致腹中血气刺痛，用红蓝花酒主治。

**【解读】**

六十二种风，是泛指一切风邪病毒而言。妇人经后和产后，风邪易侵入腹中，与血气相搏，致血滞不行，故腹中刺痛。治用红蓝花酒活血行瘀，利气止痛。

该征的主要脉症：腹中刺痛拒按，经闭或痛经或经来色黯有块，舌质紫黯，脉沉涩。

病机：风与血搏，血滞不行。

治法：活血行瘀，利气止痛。

主方：红蓝花酒方（疑非仲景方）

红蓝花一两

上一味，以酒一大升，煎减半，顿服一半，未止再服。

方中以红蓝花（即红花）味辛，活血祛瘀，利气止痛；酒亦能行血，助红蓝花之力，使气血得以畅通，则风自灭，故方中不再用祛风药物。

注意事项：

（1）红花破血，故月经量过多或孕妇禁用。

（2）本方以温通气血见长，故阴虚血热甚者不宜。

（二）肝脾失调（当归芍药散证）

妇人腹中诸疾痛，当归芍药散主之。

【译文】

妇人腹中多种疾痛，皆可用当归芍药散主治。

【解读】

妇人腹痛的原因颇多，但多由肝脾不和，肝郁则气滞血凝，脾气不运则生湿，症见腹痛，舌淡胖，边有齿痕，苔白润，脉沉滑，治用当归芍药散调肝脾，理气血，利水湿，使肝脾和，气血调，水湿去，则痛自已。

（三）脾胃虚寒（小建中汤证）

妇人腹中痛，小建中汤主之。

【译文】

妇人腹中疼痛，用小建中汤主治。

【解读】

条文叙证简略，从药测证妇人腹痛，因中焦脾胃虚寒所致者，临床见症为腹痛喜按，心悸虚烦，面色无华，神疲纳少，大便溏薄，舌质淡红，脉细涩等。用小

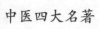

建中汤治疗，意在建中培土，补气生血，使脾胃健运，气血流畅，则腹痛自已。

## 六、转胞（肾气丸证）

问曰：妇人病，饮食如故，烦热不得卧，而反倚息者，何也？师曰：此名转胞不得溺也，以胞系了戾（lì），故致此病，但利小便则愈，宜肾气丸主之。方见虚劳中。

【译文】

问道：妇人病，饮食如平常，但感觉烦热不得卧，反而倚床呼吸，这是什么原因呢？老师答道：此病名为转胞，病人不能小便，是膀胱之系缭绕不顺，只需利小便，则病可愈。宜用肾气丸主治。

【解读】

妇人转胞的主症为脐下急痛，小便不通。由于病不在胃，故饮食如故；因病在膀胱，故少腹胀满急痛而不得溺；水气不化，浊阴上逆，故烦热；水不得下行，故倚息不得卧。病由肾气虚弱，膀胱气化不行所致。条文中云："利小便则愈"，是在提示要使小便通利，需恢复膀胱气化为要，故治用肾气丸，益肾以化膀胱之气，气化则溺出，诸症自消。

转胞为男女皆有之疾。肾气虚弱，膀胱气化不行，仅是其中一种。此外，尚有中焦脾虚下陷；上焦肺虚，通调失职；妊娠胎气上迫以及忍溺入房等，都能导致胞系缭绕不顺而发生转胞，故应分别论治。如朱丹溪用补中益气汤，程钟龄用茯苓升麻汤（赤茯苓、白茯苓，升麻，当归，川芎，苎麻根，急流水煎，或调琥珀末更佳），就是根据转胞的不同病机进行治疗的例子，可补本条之不足。

转胞之胞，一般多释为膀胱，即胞与胱通，转胞之证，由于肾阳不足，膀胱失温，阴寒内生，寒则使其拘急收引；或肾虚系胞无力，胎元下压，膀胱转位，致使与其相连的排尿管道发生屈曲、结纠，影响了尿液的正常排泄。类似今之尿潴留。还可配合外用之法，如《世医得效方》中有用葱白炒热裹脐下或以盐炒热囊盛熨小腹的方法，有用良姜、葱头、紫苏茎叶煎汤熏洗小腹外阴，并以手抚脐的方法。

## 七、前阴诸疾

### （一）阴疮（狼牙汤证）

少阴脉滑而数者，阴中即生疮，除中蚀疮烂者，狼牙汤洗之。

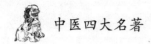
**【译文】**

少阴脉滑而兼数的，必是前阴生疮，前阴生疮腐蚀糜烂的，治用狼牙汤主治。

**【解读】**

肾主二阴，少阴属肾，若少阴脉见滑而数，说明湿热内蕴下焦，日久必致阴中痒痛糜烂，伴带浊淋漓。治用狼牙汤煎水洗阴中，旨在清热燥湿，杀虫止痒。

该征的主要脉症：阴疮，烂痒肿痛，重则恶痒恶痛，或痛引腰腹，舌红苔根部黄腻，脉滑数。

病机：湿热内蕴下焦。

治法：清热燥湿，杀虫止痒。

主方：狼牙汤

狼牙三两

上一味，以水四升，煎取半升，将丝绵缠于筷子上，如蚕茧那样大，浸泡于药场内，再取出将药汁滴入阴中。日四遍。

方中狼牙即仙鹤草根芽。狼牙始见于《神农本草经》，曰："牙子，一名狼牙。味苦寒，无毒。主邪气，热气，疥搔，恶疡，创，痔，去白虫。"《名医别录》曰："牙子，味酸，有毒。一名狼齿，一名狼子，一名犬牙。"《吴普本革》名"天牙"。陶宏景说："其牙如兽之齿牙，故有诸名。八月采根。"

狼牙汤、矾石丸、蛇床子散三方均外用，但三方用法、功效有所不同，例如；狼牙汤证有疮痛，采用洗剂，以利清疮排毒；矾石丸、蛇床子散证无疮痛，采用坐药纳于阴中，除湿止带，杀虫止痒，且蛇床子散还可直接温阴中寒冷。

（二）阴吹（猪膏发煎证）

胃气下泄，阴吹而正喧，此谷气之实也，膏发煎导之。

【译文】

胃气下泄，前阴吹气，连续不断，喧然有声，此大便不通，治用膏发煎，养血润燥、通导大便，大便一通气归常道，阴吹自然消失。

【解读】

此为胃肠燥结，腑气不畅，以致浊气下泄，干及前阴而致阴中出气有声。以方测证，除阴吹而正喧外，还当有大便燥结，小便不利，舌红苔黄少津等症，在病机上除胃肠燥结外，还兼有瘀血，故治用猪膏发煎化瘀润肠通便，使浊气下泄归于肠道，则其病自愈。本方还可治疗胃肠燥结的萎黄证。

阴吹之病在临床上并不少见，病轻的多隐忍不言，重者阴吹不已，声喧于外，始行医治，故后世方记载不多。本病一般多发于生育后的妇女，体虚气血不足是其根本因素，故临床上除本证胃肠燥结兼瘀血之阴吹外，还有后世医家所载的气虚下陷用补中益气汤及《温病条辨》从饮病论治，提出"饮家阴吹，脉弦而迟，橘半桂苓枳姜汤主之"之说。说明阴吹亦当辨证论治。此病可由直肠与阴道间其他因素形成瘘管而成；也可见于经产妇人子宫宽弛，无力收缩恢复，在起坐或睡卧时转侧身体，阴中即如气囊收缩样出声，此时可用补益升提之药，取效较速。

主方：猪膏发煎方

猪膏半斤、乱发如鸡子大三枚。

上二味，和膏中煎之，发消药成。用法是丝绵裹如枣核大放入阴中，这个阴中不是前阴，面是后阴，即肛门。

注意事项：

此方切不可用于前阴。